AF474659

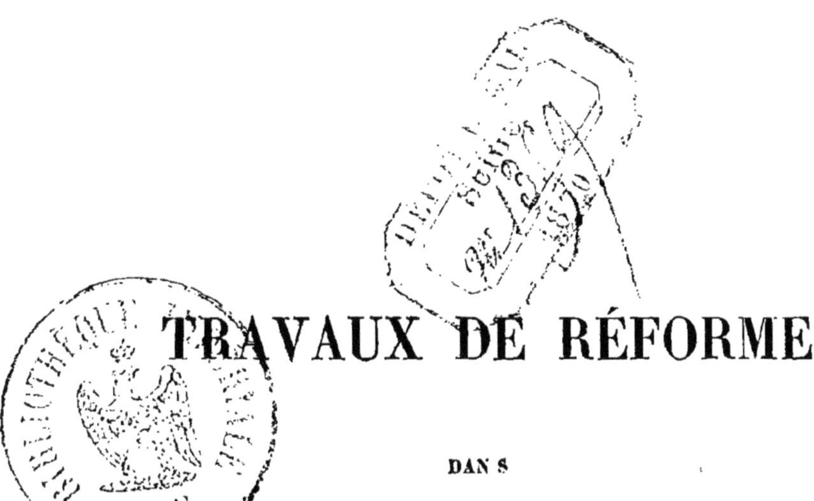

TRAVAUX DE RÉFORME

DANS

LES SCIENCES MÉDICALES ET NATURELLES

T 131
111

Ouvrages du même Auteur qui se trouvent chez les mêmes Libraires :

Philosophie chimique, ou Chimie expérimentale et raisonnée, première méthode par laquelle les faits se déduisent de lois générales, au lieu d'être exposés comme des faits sans liaison qu'il faut apprendre de mémoire ; appliquée à la médecine et aux arts. — 4e édition, revue, corrigée, considérablement augmentée, contenant des lois nouvelles et la composition rationnelle des composés binaires.

Le tome Ier, actuellement en vente, contient:

1° Un résumé des travaux chimiques de l'auteur; les notions préliminaires; la théorie électro-chimique et l'explication des attractions apparentes exercées par des fluides;

2° Les lois de corrélation qui conduisent d'une propriété physique des corps à la connaissance nécessaire de toutes les autres (ces propriétés servant à leur tour d'explication et de fondement aux phénomènes chimiques);

3° L'histoire générale et spéciale des propriétés physiques des corps simples.— Paris, 1842-1843. — Prix : 8 fr.

Rôle de l'oxygène dans la respiration et la vie des végétaux et dans la statique des engrais; cause essentielle de l'influence exercée par la chaleur dans la végétation; indication d'une nouvelle branche de culture; statique de l'oxygène et de la chaleur atmosphériques. — Paris, 1852. — Prix : 1 fr. 50.

Mode d'action des anesthésiques par inspiration; moyens de prévoir quels agents peuvent en jouer le rôle, d'en composer de nouveaux et de modifier leurs propriétés suivant les indications. — Paris, 1852. — Prix : 1 fr. 25.

Précis élémentaire de chimie minérale et organique, expérimentale et raisonnée. — Première méthode par laquelle les faits se déduisent de lois générales, au lieu d'être exposés comme des faits sans liaison qu'il faut apprendre de mémoire ou ignorer.— En vente : les parties 1 et 2.— Prix :

Loi nouvelle régissant les différentes propriétés chimiques, et permettant de prévoir, sans l'intervention des affinités, l'action des corps simples sur les composés binaires, spécialement par voie sèche.— Nouvelle théorie de la fusion aqueuse et du mode d'action de la chaleur dans la fusion, la volatilisation et la décomposition. — Propriétés chimiques fondamentales: stabilité et solubilité. — Documents. — Paris, 1853. — Prix : 2 fr.

L'Albuminurie dans ses rapports avec l'hématose, *l'Eclampsie des femmes* enceintes: Nouvelle interprétation de ses causes, de ses accès, de ses suites et de son traitement. Mode d'action général des agents employés dans la médication des maladies nerveuses et des maladies inflammatoires. — Paris, 1854. — Prix : 1 fr. 25 c.

Causes générales de la vieillesse, de la mort sénile et du développement de la taille dans les animaux.— Expériencest u'il serait rationnel d'exécuter pour savoir jusqu'à quel point il es possible de favoriser le développement de la taille et de reculer les bornes de la vie. — Paris, 1854.

TRAVAUX DE RÉFORME

DANS LES

SCIENCES MÉDICALES ET NATURELLES

DUS A

M. ÉDOUARD ROBIN

ANCIEN PROFESSEUR DE CHIMIE ET D'HISTOIRE NATURELLE

Honoré d'une médaille d'or pour l'excellence de son enseignement; auteur des Nouvelles Théories sur la respiration des végétaux, sur la statique de l'oxygène atmosphérique, et des travaux de réforme en chimie générale; membre de plusieurs Académies en France et à l'étranger; Commandeur de l'Ordre royal espagnol de Charles III.

BIBLIOTHÈQUE IMPÉRIALE

Un écrivain célèbre a dit : « Cinq ou six hommes
» ont pensé et créé des idées, et le reste du monde
» a travaillé sur ces idées. »

Condorcet ajoute : « Quiconque attaque des erreurs,
» ou laisse seulement entrevoir son mépris pour elles,
» doit s'attendre à voir ses jours troublés, et chacun
» de ses pas embarrassé par des obstacles. »

(Éloge de Buffon.)

PARIS

Chez ADRIEN DELAHAYE, place de l'École de médecine

Et chez J.-B. BAILLIÈRE, Libraire de l'Académie impériale de médecine
RUE HAUTEFEUILLE, 7

A LONDRES
CHEZ H. BAILLIÈRE
219, Regent-Street.

A MADRID
CHEZ BAILLY-BAILLIÈRE
Calle del Principe, 11.

1869

LIVRE PREMIER

NOTES ET MÉMOIRES

PROPRES A DONNER UNE IDÉE GÉNÉRALE DE MES TRAVAUX SUR LES APPLICATIONS DE LA CHIMIE AUX SCIENCES MÉDICALES ET NATURELLES

I

Théorie motivée de la putréfaction. — Réponse à des objections (1).

Pour comprendre les principes qui ont servi de point de départ à mes déductions physiologiques, hygiéniques, thérapeutiques et toxicologiques, il importe de bien connaître ma théorie sur la fermentation putride ; je la rappellerai brièvement ainsi que les faits principaux qui me paraissent l'établir.

Avant moi, on admettait qu'*à son début* la putréfaction des matières animales et végétales exige l'intervention de l'oxygène humide, par suite une combustion lente par ce gaz. Cette combustion était regardée comme transformant une portion des matières en ferment, et, soit par sa présence, soit par la communication de son mouvement, le ferment, une fois produit, avait le pouvoir d'exciter la décomposition putride.

D'après le mode d'action des agents producteurs, on avait dès lors trois classes de conservation : la conserva-

(1) Cette note a été publiée le 15 avril 1866 par le *Moniteur scientifique*. La *Gazette médicale de l'Algérie* et la *Revue médicale* la donnèrent vers la même époque.

tion par disparition de l'oxygène ; la conservation par disparition de l'eau sous forme fluide, et la conservation par combinaison avec des substances (le tannin, divers sels métalliques) faisant avec les matières organisées des composés inattaquables, aux températures ordinaires, par l'oxygène humide.

J'ai fait une modification à cette théorie :

Suivant moi, ce n'est pas au début seulement, c'est du commencement à la fin que la putréfaction exige l'intervention de l'oxygène humide, une combustion lente par ce gaz. Je suis arrivé à ce résultat :

Par la considération de la nature des produits de l'altération putride, de ses conditions essentielles et des circonstances de sa marche ;

Par ce fait : dans un vase fermé contenant peu d'air à l'égard des matières organisées, elle s'arrête d'autant plus tôt que l'oxygène est en plus petite proportion ; elle ne s'achève jamais quand la quantité de ce gaz est convenablement faible relativement à celle des matières ;

Enfin, par cet autre fait : les agents qui font disparaître l'oxygène ou qui neutralisent, d'une manière quelconque, son pouvoir comburant, empêchent l'altération putride, non pas seulement au début, mais à toute période de la réaction (1).

Le nouveau principe m'a conduit à une explication très-simple du pouvoir exercé par les ferments ; à la relation si remarquable qui existe entre la putréfaction et la respiration ; dès lors à passer, d'une part, de l'opposition

(1) Il en est de même pour la fermentation alcoolique, par exemple. Faites disparaître l'oxygène par une chaleur qui le chasse ou qui provoque sa combinaison, par l'acide sulfureux ou par un sulfite ; paralysez son action, par un hydrocarbure artificiel volatil, ou simplement par le froid ; quel que soit le moyen employé, vous n'aurez plus de fermentation dès que vous aurez rendu impossible toute combustion.

aux phénomènes de combustion lente nécessaires à la putréfaction après la mort, aux phénomènes de combustion lente nécessaires à la respiration et à l'activité pendant la vie ; d'autre part, de l'opposition à la respiration et à l'activité pendant la vie à l'opposition aux réactions putrides après la mort.

Dirigé alors par ces principes, soutenu par l'analogie, j'ai découvert et ajouté aux connaissances acquises une nouvelle classe de nombreux antiputrides, de nombreux toxiques, de nombreux calmants (1) : elle comprend ceux qui, sans avoir besoin de contracter d'une manière notable combinaison avec les matières organisées, d'absorber l'eau ou l'oxygène, paralysent l'action de ce gaz sur ces matières. Exemple : les éthers, le chloroforme, la benzine, etc. J'ai signalé d'ailleurs quantité de substances comme devant être anesthésiques par inspiration, et c'est parmi elles qu'ont été prises celles qui, depuis la découverte de l'éther et du chloroforme, ont été reconnues anesthésiques. Exemple : l'amylène $C^{10} H^{10}$, l'hydrure d'amyle $C^{10} H^{12}$, le bichlorure de carbone.

Ainsi modifiée, la théorie chimique avait une portée telle, qu'elle devait inévitablement conduire à de grandes réformes en thérapeutique et en toxicologie (2). Malheureusement une opinion contraire, revêtue d'une appa-

(1) Cette classe présente deux groupes :

1° Les composés liquides artificiels, formés uniquement ou essentiellement de carbone et d'hydrogène.

2° Le cyanogène et les composés artificiels liquides ou très-volatils de carbone et d'un métalloïde autre jusqu'à un certain point que l'oxygène.

Plus tard, sans doute, on trouvera que parmi ces agents il en est qui contractent combinaison : des changements de couleur bien tranchés semblent l'indiquer pour plusieurs.

(2) Voir *Revue scientifique* pour 1849, t. XXXVI, p. 97 à 111 et 318; *Moniteur scientifique* pour 1865, p. 707, etc.

rence scientifique et développée par M. Pasteur, puis soutenue par de puissantes protections, a pendant quelque temps égaré les esprits.

Suivant cet habile cristallographe, l'air n'aurait pas été nécessaire au développement de la putréfaction ; elle n'aurait été qu'une décomposition des matières organisées produite par des animalcules n'ayant pas besoin d'oxygène libre pour vivre (1). Sans vouloir entrer ici dans le détail des singulières erreurs sur lesquelles était appuyée cette prétendue théorie, je me bornerai à deux considérations :

1° D'après des faits nombreux, bien avérés, on ne connaît aujourd'hui aucun animalcule vivant sans air, ou du moins sans oxygène en partie à l'état d'ozone; à leur état ordinaire, tous les animaux sont tués soit dans les milieux privés de ce gaz par des moyens réellement efficaces, soit par les agents qui protégent avec énergie contre son action, et qui sont mis dans les conditions où elle peut s'exercer (2).

2° Il a été prouvé sans réplique que la putréfaction peut s'effectuer là où n'apparaissent ni animalcules, ni germes d'animalcules, ni globules de ferment, ni aucune matière vivante.

Une preuve très-simple de ce fait important est due aux recherches expérimentales d'un savant observateur au microscope, M. le docteur Donné, maintenant recteur de l'Académie de Montpellier. Voici cette preuve :

Qu'on laisse des œufs clairs entrer en putréfaction plus ou moins avancée, qu'on les casse alors, et que de suite on examine attentivement au microscope le contenu ; aucune période n'y présentera d'être vivant, animal ou

(1) Voir *Comptes rendus de l'Académie des sciences* de Paris, année 1863, t. LVI, p. 734 et 1190.

(2) Voir ma note du *Moniteur scientifique*, t. VII, p. 402, et le travail de M. J. Lemaire, inséré dans les *Comptes rendus de l'Académie* pour 1863, t. LVII, p. 625.

végétal. Ce qui revient à dire : dans le cas des œufs clairs, aucun être organisé vivant, aucun germe capable de prendre vie n'accompagne les matières intérieures ; la coquille, à travers laquelle filtre l'air extérieur à mesure que s'évapore l'eau intérieure, ne livre passage à aucun ; néanmoins, conformément à ma théorie, l'oxygène humide, plus ou moins ozoné, l'oxygène tel qu'on le trouve habituellement dans l'air, ne tarde pas à entraîner la fermentation putride quand la température est convenable (1). Il est donc complétement faux que cette fermentation ne soit, comme le voulait M. Pasteur, qu'une décomposition produite, on ne sait comment, par des animalcules ; ses preuves qu'on trouvait excellentes étaient donc pourtant sans valeur ; ma théorie, qui seule faisait prévoir, qui seule dirigeait dans la voie des découvertes, est donc aussi la seule qui subsiste actuellement.

Des preuves analogues avaient été données en 1854 par MM. Schrœder et Dusch. Ils avaient reconnu ces faits essentiels : sans aucune intervention de matière organisée vivante, animale ou végétale, l'air filtré à travers du coton fait aigrir et coaguler le lait qui a récemment bouilli dans le ballon où cet air arrive ; il détermine la putréfaction des viandes cuites sans eau dans les mêmes conditions ; le caséum se comporte alors comme la viande, et, dans ces différents cas, les phénomènes peuvent s'effectuer à peu près aussi rapidement que dans l'air non filtré (Voir *Ann. der chem. and Pharm.*, tom. LXXXIX, p. 233, et *Journ. de Pharm. et de Chim.*, *pour* 1854, tom. XXV, p. 314).

Pourquoi un physicien aussi distingué que M. Pasteur a-t-il obtenu les résultats si mauvais dont il vient d'être

(1) Voir *Comptes-rendus de l'Académie des sciences* pour 1865, t. LXI, p. 332.

question? Sans entrer dans le détail de ses expériences, sans insister sur le but qu'il se proposait d'atteindre, et qui en faisait plutôt un avocat voulant soutenir une cause qu'un savant cherchant la vérité sans parti pris, je dois me restreindre aux observations suivantes :

Des études antérieures, complétement différentes, ne lui ont pas laissé voir que le développement de la putréfaction dans les animaux mis avec tout le soin possible à l'abri du contact de l'air; la préférence avec laquelle on la voit apparaître dans les parties contuses, dans les parties qui ont été le siége d'une inflammation, dans les parties inférieures des substances qu'elle attaque, dans les cadavres d'individus replets, de jeunes animaux, etc., etc.; la difficulté, au contraire, avec laquelle on la voit se développer dans les cadavres émaciés des animaux morts d'inanition, dans le sang peu oxygéné de l'embryon, dans le sang menstruel retenu par une occlusion du vagin, et dont la majeure partie de l'oxygène s'est peu à peu consommée pendant la vie, etc., sont en opposition avec ce qui aurait lieu si elle était due à des animalcules apportés par l'air. De plus, un point de départ erroné enlève toute valeur aux conclusions déduites de ses expériences.

En effet, sous le prétexte d'enlever à l'air atmosphérique les corpuscules organisés qu'il peut contenir, M. Pasteur l'a porté à la température rouge; il l'a ensuite introduit dans des ballons au contact de liquides supposés privés d'air par une chaleur de 100°, et contenant des matières organisées en dissolution ou en suspension, il a fermé *à la lampe* et n'a pas agité : cette manière d'expérimenter est chargée de causes d'erreur.

On le savait par des recherches antérieures, c'est particulièrement l'oxygène électrisé ou l'ozone, qui dans l'air de la nature peut facilement agir au début sur les matières organisées pour déterminer la putréfaction; après avoir été chauffé au rouge, l'air de M. Pasteur était privé de sa partie la plus active, l'oxygène à l'état d'ozone.

L'air humide, ozoné ou non, qui dans la nature agit pour déterminer la fermentation putride, contient en général une quantité d'oxygène s'écartant peu de la moyenne ; l'air de M. Pasteur, ayant été chauffé au rouge, avait dû subir une diminution dans la proportion d'oxygène, puisque ce gaz avait servi à brûler les corpuscules tenus en suspension.

Dans les conditions ordinaires, l'air de la nature ne contient pas une quantité d'agents conservateurs suffisante pour empêcher la putréfaction des matières organisées qu'on soumet à son action ; la chaleur aurait pu en faire naître dans l'air de M. Pasteur.

Dans la nature, l'air se renouvelle ; il agit sous une pression qui n'est pas sans influence sur les effets de combustion lente ; il peut avec le temps pénétrer dans les liquides où il exerce la putréfaction ; en général, les matières organisées de ces liquides le contiennent déjà ; l'air de M. Pasteur, emprisonné dans des vases dont le col avait été fermé *à la lampe*, ne se renouvelait pas, ses conditions de pression étaient changées, il ne pouvait plus convenablement saturer les liquides dont on l'avait en grande partie chassé ; il pénétrait difficilement dans les matières organisées qui s'y trouvaient, et qui en avaient été plus ou moins complètement privées.

Dans la nature enfin, l'air tient en suspension et laisse déposer sur les substances organisées mortes des corpuscules qui condensent l'oxygène et le présentent à cet état ; d'autres qui, par la combustion dont ils sont le siége, jouent le rôle de ferment excitateur de combustion et de décomposition ; des germes d'animalcules jouant le même rôle, et, par les animalcules qu'ils produisent, attaquant, divisant les matières à putréfier ; et par la grande division qu'ils opèrent, facilitant à un degré considérable l'attaque de ces matières par l'oxygène ; rien de semblable n'avait lieu dans l'air de M. Pasteur.

Fait singulier, c'est précisément à l'époque où le pouvoir comburant de l'un des éléments de l'air tel que le fournit la nature, l'oxygène électrisé ou l'ozone, a été reconnu plus actif, plus puissant encore qu'on ne pensait ; c'est à l'époque où l'on a le mieux senti avec quelle facilité, avec quelle intensité il peut agir à froid sur les matières organisées, que détruisant à dessein cette portion si active, qu'enlevant à l'oxygène l'une des principales causes de ses réactions à froid, que le privant du pouvoir qu'il peut emprunter aux orages, à diverses combustions lentes, sans l'intervention des matières organisées, et, jouant ensuite sur le mot, on a prétendu montrer que l'air était à peu près impropre à réagir, aux températures ordinaires, sur ces matières (1). Quel avenir pouvait avoir une erreur aussi manifeste ? Comment ceux qui emploient de pareils moyens pour apporter des arguments d'apparence scientifique en faveur d'une création de l'univers, n'ont-ils pas craint, si ma théorie est vraie, d'entraver l'un des plus grands progrès que pouvaient faire les sciences médicales ? En tout cas, voilà un fait certain : veut-on traiter de la putréfaction, les besoins de la cause font considérer l'oxygène de l'air comme incapable ou à peu près d'agir à froid par lui-même sur les matières organisées mortes ; veut-on faire l'histoire de l'oxygène électrisé ou ozone, on admire la facilité avec laquelle cet élément de l'air agit sur les ma-

(1) Suivant un habile expérimentateur, M. Aug. Houseau, l'air contiendrait encore un autre agent énergique de combustion aux températures ordinaires, un agent capable alors de fournir l'oxygène naissant : ce serait le bioxyde d'hydrogène ou l'eau oxygénée. Comme l'ozone, cet agent aurait été détruit dans les expériences de M. Pasteur.

tières organisées? Toujours on a des expériences à l'appui, et toujours elles sont chaudement appuyées.

Une autre objection, également sans valeur, a été faite à ma théorie. De ce que j'ai dit: ce n'est pas au début seulement, c'est du commencement à la fin que la putréfaction exige l'intervention de l'oxygène humide, une combustion lente par ce gaz, un critique étranger (1) a prétendu que, suivant moi, « la putréfaction consisterait uniquement en une combustion lente, » et alors il se trouve fort pour réfuter une opinion qu'il me prête tout gratuitement, et qui n'est pas du tout la mienne. Je n'ai pas étudié tant d'années la fermentation putride; je n'en ai pas fait tant d'applications, j'ose dire importantes, sans savoir que, parmi les produits qui peuvent naître de cette fermentation, il en est qui ne sont pas des produits de combustion. Non-seulement j'ai su, comme tous les chimistes, qu'il en est ainsi; mais j'ai voulu donner sur la naissance de ces produits secondaires une explication plus rationnelle que celles qui avaient été apportées antérieurement. Pourquoi la putréfaction a-t-elle été appelée une fermentation putride? Parce qu'on a pu y voir un ferment et une substance fermentante. Quel était le ferment? La substance modifiée par la combustion. Mais comme une combustion au début seulement avait paru suffisante, on était réduit à dire que le ferment ainsi formé agissait tantôt par sa présence, tantôt par la communication du mouvement qui avait eu lieu pendant sa combustion, et qui s'étendait ensuite de proche en proche, c'est-à-dire, je crois, qu'on était réduit à ne pas savoir expliquer, d'une manière acceptable, les décompositions secondaires produites à l'occasion du ferment. En prouvant que, du commencement à la fin de ces réactions, une combustion lente s'effectue, j'ai pu faire

(1) *L'Art médical*, journal paraissant à Bruxelles, année 1865, p. 10.

rentrer les décompositions secondaires ou la fermentation dans les réactions ordinaires de la chimie. Comme dans les combustions vives, en effet, ces décompositions m'ont semblé pouvoir être attribuées à la chaleur, à l'électricité, à l'entraînement effectué par les produits gazeux qui viennent des éléments en voie de combustion, et à la rupture déterminée par cette combustion dans la stabilité des combinaisons qu'elle atteint. Quand on considère que, même dans les combustions vives, quantité de matières combustibles échappent habituellement à l'action de l'oxygène, et ne sont influencées que par la rupture d'équilibre, par la chaleur, par les réactions réciproques, on doit trouver tout simple qu'il en soit de même dans les combustions lentes; qu'un plus grand nombre de matières puisse échapper dans ces dernières; et que les produits non atteints varient tant avec la nature des substances en voie de fermentation qu'avec l'activité des combustions. Admettons qu'un chimiste ait écrit : Du commencement à la fin, l'oxygène est est nécessaire à l'activité des nombreuses combustions vives qui s'effectuent habituellement au contact de l'air; il n'aura exprimé qu'une grande vérité. Mais si, oubliant ce que chacun sait, ce qui est souvent visible pour chacun, quelqu'un venait sérieusement conclure que tout ce qui provient de ces réactions a inévitablement subi l'atteinte de l'oxygène, il commettrait l'une des plus singulières erreurs qu'un chimiste de notre temps puisse commettre. Que dire, d'après cela, de l'erreur bien plus grande encore que l'on fait quand, de la nécessité de l'oxygène du commencement à la fin dans la combustion lente nécessaire à la putréfaction, on va conclure que tout ce qui naît de la réaction doit avoir subi l'action de ce gaz !

Le même critique s'étonne de me voir attribuer un si grand rôle aux antiputrides. Il n'a pas vu qu'ils sont employés en médecine par centaines ; qu'ils y remplissent les indications les plus variées, que, dès lors, c'est l'observation des praticiens de tous les temps, de tous les pays, qui est arrivée à leur faire jouer ce grand rôle dont il est surpris : que seulement, tandis qu'on employait souvent des antiputrides sans le savoir, et toujours sans connaître le mode d'action, j'ai su découvrir le lien qui rattache l'action physiologique au pouvoir antiputride, permet de l'en déduire et conduit à de nouvelles applications. L'objection qu'on me fait dans cette circonstance est analogue à celle qu'on faisait à Lavoisier quand il découvrit l'immense étendue du rôle de l'oxygène dans la nature : il mettait, disait-on, l'oxygène partout. On le sait aujourd'hui, ce n'est pas parce que Lavoisier mettait l'oxygène partout qu'il s'y trouvait ; mais il le trouvait partout parce qu'il y était en effet, et la connaissance du rôle immense joué naturellement par ce gaz permettait de l'étendre à quantité de réactions purement artificielles.

J'en avais prévenu et on aurait dû le comprendre : si, comme je crois l'avoir prouvé, les antiputrides agissent en s'opposant plus ou moins à la combustion lente exercée par l'oxygène humide tel qu'il est dans l'air, c'est-à-dire en partie à l'état d'ozone, leur rôle dans la nature organisée est aussi étendu que celui de l'oxygène lui-même. On sentira donc toute l'importance de leur action dans l'économie vivante, si l'on arrive à sentir toute l'importance des phénomènes qu'y produit, directement ou indirectement, l'intervention de ce gaz, si souvent moteur, si souvent régulateur.

C'est parce que j'ai moi-même compris cette importance, que mes principes m'ont conduit à des résultats si nombreux, si imprévus. Je déduisais des conséquences rigoureuses, et l'ensemble des faits venait comme à plaisir en confirmation. L'horizon s'étendait, et les confirmations se multipliaient à mesure que se multipliaient les nouvelles conséquences. J'ai vu ainsi, en une multitude de cas, apparaître une vive lumière là où régnait une profonde obscurité. J'ai vu ainsi ma théorie devenir telle, que si les principes en sont vrais, la thérapeutique et la toxicologie auront éprouvé l'une des plus grandes transformations dont l'histoire aura conservé le souvenir : elles n'étaient que des arts, et des arts dont les procédés étaient souvent d'une grande incertitude ; elles seront des sciences et des sciences très-riches en moyens d'acquisition et de direction.

Aujourd'hui, que mes principes semblent avoir été solidement établis par la voie directe ; qu'ils ont résisté aux attaques pendant plus de quinze ans ; que la constance avec laquelle, dans des cas extrêmement multipliés, l'exactitude de leurs conséquences a été confirmée par l'expérience ou l'observation, est devenue à son tour une preuve indirecte très-imposante de leur vérité ; qu'ils fournissent d'ailleurs les moyens de prévision les plus sûrs et les plus féconds mis jusqu'ici à la disposition de la science, il doit m'être permis, je pense, de continuer leur développement et d'enregistrer les faits nouveaux venus à l'appui des applications précédemment exposées.

II

Nouvelles observations sur la durée de la vie, sur les moyens de retarder la vieillesse, sur les propriétés hygiéniques, physiologiques et toxiques des antiputrides ; sur le choléra, sa nature, ses causes et son traitement. Utilisation des venins et d'autres poisons ; voie par laquelle les modérateurs de l'hématose arrivent à exercer les pouvoirs diurétique, purgatif, vomitif, excitateur des contractions utérines, etc.; nouveaux agents et nouvelle méthode pour purifier l'air ; explication simple du développement que prend le foie et de l'activité plus grande qu'il acquiert quand l'hématose éprouve une diminution convenable.

Ce Mémoire a été communiqué à l'Académie des sciences de Paris le 11 novembre 1867 (1).

COMMISSAIRES : Les membres de la section de médecine et de chirurgie.

On savait que chez les *crustacés*, *les mollusques* et même les *poissons*, l'accroissement peut, dans de bonnes conditions, en général avoir lieu pendant toute la durée de la vie et non pas uniquement jusqu'à l'âge adulte ; que seulement, à partir de cet âge, il s'opère avec une extrême lenteur.

Dans la séance du 18 mars 1867 (*compt. rendus, tome* 64, p. 558), l'un des membres de l'Académie, M. Em. Blanchard, lui a communiqué une note où il croit devoir ranger aussi les *reptiles* dans la série des animaux dont l'accroissement n'est pas limité à une certaine période de la vie, et sans doute il n'a pas émis cette opinion sans avoir à l'appui des raisons d'un grand poids (2).

(1) La communication de ce mémoire fut retardée de quinze jours par l'absence de M. Elie de Beaumont, auquel je l'avais adressé.

(2) Il paraîtrait alors que chez ces animaux et chez ceux qui se trouvent dans le même cas, l'âge, la température extérieure, les moyens plus ou moins avantageux de se procurer l'alimentation, seraient, toutes choses égales, ce qui déterminerait les variations dans la taille.

Quelles limites, en effet, assigner aux durées d'accroissement et de vie d'une tortue marine de 15 à 20 pieds de circonférence; qui pèse de 1500 à 2000 livres; qui peut rester des intervalles de six mois et même d'un an, privée de toute nourriture; qui probablement a crû avec lenteur et dont la croissance continue? néanmoins, elle vit souvent à l'air, au lieu d'être habituellement dans l'eau, comme les cétacés ordinaires.

Quelles sont les durées d'accroissement et de vie du crocodile sorti d'un œuf gros comme celui d'une oie, qui a crû lentement, qui a pu atteindre plus de 30 pieds de longueur, acquérir plus de 60 fois sa taille primitive, rester privé d'aliments pendant des espaces de six mois ou même d'une année, et que rien ne prouve être au terme de sa croissance, car notre époque géologique a produit des individus de taille beaucoup plus grande, découverts dans les catacombes d'Égypte par E. Geoffroy Saint-Hilaire?

Quelles sont les durées d'accroissement et de vie de ces ophidiens qui croissent lentement, qui sont soumis à des léthargies, qui supportent pendant une année l'abstinence d'aliments absolue, qui ont pu atteindre une longueur de 12 à 15 mètres, et qui continuent à croître?

Comme dès lors beaucoup de faits portent à le croire, si l'opinion de M. Em. Blanchard était vraie pour ceux des reptiles qui atteignent une grande taille, elle rendrait complets les documents actuels qui tendent à établir ces principes: dans les classes d'animaux les mieux connues, la durée de vie, estimée d'après la durée d'accroissement, ne dépend point essentiellement de la structure générale: en définitive, les conditions égales par ailleurs, la structure des vertébrés n'est pas plus incompatible que celle des invertébrés avec l'accroissement, pour ainsi dire sans limites, ou du moins sans autres limites que celles de la vie; au fond, ainsi que d'autres considérations m'avaient conduit à le penser (1), la durée de l'accroissement ne dépend en général, comme la durée de vie, que du degré d'activité imposé à la réparation, à l'alimentation, à l'incrustation par une respiration plus ou moins abondante.

Considérez-vous ceux des invertébrés dont on connaît le mieux les durées d'accroissement et de vie : les mollusques, les crustacés, les insectes; vous trouvez :

1° Qu'une respiration dépensant peu d'oxygène même pendant l'activité, qu'une consommation alimentaire faible, entraînant sans doute une circulation lente, coïncident avec un accroissement, et par suite avec une durée de vie sans vieillesse connue imposant une limite : *exemple :* les mollusques et les crustacés :

2° Qu'un grand développement de l'appareil respiratoire; qu'une respiration de grande puissance dans la période d'activité ordinaire; consommant alors, à poids égal et dans le même temps, à peu près autant d'oxygène que celle des mammifères; entraînant une consommation alimentaire et une incrustation proportionnelles, coïncident avec un accroissement et une durée de vie limités comme chez la plupart des mammifères (2), et dont les limites pa-

(1) Voir ma brochure sur la vieillesse et le développement de la taille. Paris, chez J.-B. Baillière et Gauthier-Villars.

(2) J'ai dit « la plupart » lors en effet que la consommation d'oxygène est devenue très-faible et que l'alimentation est abondante, comme il arrive pour les mammifères qui vivent habituellement dans l'eau, qui n'en sortent que pour respirer, et qui au besoin peuvent suspendre longtemps leur respiration, les durées d'accroissement et de vie se prolongent tellement, qu'on ne sait plus s'il y a des limites nécessaires. Exemple : les baleines, et particulièrement les rorquals, dont la grande taille et la lenteur d'accroissement ont fait estimer de 1000 à 2000 ans la durée de vie ; et encore ignore-t-on s'il ne faudra pas ajouter foi aux récits qui augmentent beaucoup la taille, partant la durée de vie de ces animaux.

Une autre considération conduit à étendre leur durée de vie. On l'avait déterminée surtout par comparaison avec ce qui a lieu chez

raissent, dans chaque ordre, d'autant plus rapprochées de la naissance que la respiration offre plus de puissance. Exemple : les insectes.

Considérez-vous les vertébrés, vous avez à faire une observation semblable, et d'après les données que paraît avoir M. Em. Blanchard, elle comprendrait tous les animaux de cette grande division.

Deux classes sont à respiration et à circulation lentes, à température variable, à calorification, à besoins d'alimentation et à incrustation faibles : les reptiles, qui consomment à poids égal et dans les conditions analogues beaucoup moins d'oxygène que les animaux à sang chaud, et les poissons, qui en consomment bien moins encore. Les animaux compris dans ces deux classes auraient, dans de bonnes conditions, un accroissement et par suite une durée de vie sans limites nécessaires connues.

Deux classes, celles des mammifères et des oiseaux, sont à circulation et à respiration assez rapides pour avoir une température à peu près constante en tous pays ; partant, à besoins d'alimentation et à incrustation en rapport avec l'activité de la respiration ; l'accroissement et la durée de vie des animaux qu'elles comprennent, sont en général limités comme chez les insectes, et offrent, dans chaque ordre, des limites d'autant plus reculées que la respiration, les besoins d'alimentation et l'incrustation ont une activité moins prononcée.

Contrairement à ce qu'on avait admis, les données actuellement fournies par la zoologie montrant que, dans les principales classes des animaux, et en particulier dans toutes celles qui forment le grand embranchement des vertébrés, l'accroissement et la durée de vie ne sont limités qu'autant

l'éléphant ; or il paraît bien avéré que cet animal, qu'on croyait vivre 200 ans, peut vivre 400 ans ; sa durée de vie étant doublée, l'évaluation concernant les baleines le serait aussi.

que la respiration offre une grande puissance, supérieure à celle des reptiles et des poissons, on est conduit à ce résultat : si les mammifères et les oiseaux pouvaient être amenés à vivre dans un air assez peu riche en oxygène pour que leur respiration n'eût guère que l'activité de celle des reptiles, ils auraient, comme ces derniers, un accroissement et une durée de vie dont les limites seraient considérablement reculées.

Dans mes Mémoires sur la vieillesse et sur le développement de la taille, je l'avais donc écrit avec raison : si les époques géologiques antérieures à la nôtre ont été remarquables par la grande taille et sans doute par la longue vie de leurs animaux, l'effet doit provenir surtout, de ce qu'alors une atmosphère peu riche en oxygène rendait très-faible l'activité générale de la respiration, et que par ailleurs la température était élevée.

Je l'avais donc pensé avec raison : si à notre époque nous étions assez dégagés d'esprit de routine, si nous avions assez de bon sens pour ralentir, au moins à certaines périodes, l'activité de la respiration par la diminution d'activité dans la combustion lente, dans la consommation alimentaire, dans celle des substances protéiques du sang, dans l'incrustation, dans la minéralisation, nous aurions l'espoir fondé de retarder plus ou moins le terme de l'accroissement, et surtout celui de la vieillesse.

En tout cas, cette taille énorme acquise par des poissons, par quantité de reptiles et même de mammifères à des époques géologiques où l'atmosphère devait être plus chaude et moins riche en oxygène qu'à l'époque actuelle, prouve, abstraction faite des documents actuels que paraît avoir M. Em. Blanchard, et de ceux qui précèdent, que chez les vertébrés, l'accroissement peut réellement devenir sans limites assignables, quand la puissance de respiration est rendue suffisamment faible, et que par ailleurs les conditions sont convenables. Ce qui vient encore à l'appui de cette manière de voir, c'est que, au moins chez les reptiles, la taille la plus colossale était acquise par les espèces qui, toutes choses égales, devaient consommer le moins d'oxygène (1), car les reptiles alors les plus remarquables par leur grande taille, ceux qui devenaient grands comme nos baleines, étaient aquatiques et marins comme nos baleines.

A ce sujet, je prie l'Académie de me permettre une réclamation de priorité concernant un travail de M. le Dr Petit, offert sans observation par M. le secrétaire perpétuel Flourens.

Dans ce travail, M. Petit présente les choses comme si, pour retarder la vieillesse, j'avais conseillé seulement l'emploi de l'acide lactique, tandis qu'il aurait eu, lui, la bonne idée de ralentir la combustion lente au moyen du café. Ce qui est vrai, c'est que dans ma brochure sur la vieillesse et le développement de la taille, publiée en 1854, et dont un exemplaire est depuis cette époque dans la bibliothèque de l'Institut, il n'est pas question d'acide lactique, mais on lit : « J'espère prouver qu'en ralentissant les phénomènes de combustion, il est facile, chez un grand nombre d'animaux, de retarder la vieillesse et la mort sénile, etc. »

Ce qui est vrai encore, c'est qu'on me doit la connaissance d'une multitude de substances propres à ralentir l'activité des phénomènes de combustion lente, les besoins de réparation, l'incrustation; c'est que le café a été rangé parmi elles d'après mes expériences, et qu'il est facile d'y choisir des agents plus actifs.

Ce qui est vrai, par conséquent, c'est que M. le Dr Petit m'a emprunté ce qu'il a écrit d'essentiel sur les moyens de

(1) Une autre note fera voir qu'il en était généralement de même dans les différentes classes des vertébrés.

retarder la vieillesse. Comme il est arrivé pour mes nouvelles théories sur la respiration des végétaux ; sur le rôle du plâtre et du sulfate de fer dans la végétation ; sur la solubilité (1) ; sur l'albuminurie ; sur les corrélations des propriétés physiques ; sur les corrélations des propriétés chimiques ; sur l'emploi intérieur des antiputrides pour rendre moins dangereuses les suites des opérations chirurgicales ; sur le pouvoir que, même par leurs vapeurs répandues aux températures ordinaires dans des vases fermés, possèdent les éthers, le chloroforme, les goudrons, etc., de protéger les matières organisées contre la combustion lente par l'oxygène humide, d'empêcher la putréfaction et de modérer l'hématose ; sur les circonstances où, comme dans le croup, dans l'éclampsie, etc., la douleur, un état spasmodique disparaissent ; la diminution de sensibilité, l'anesthésie surviennent par suite d'une réduction d'hématose à laquelle on n'avait pas fait attention, à laquelle du moins on n'avait rien rattaché, et qui provient soit d'un état pathologique, soit d'autre cause ; comme il est arrivé par ailleurs si souvent en ce qui concerne, la découverte de se-

(1) Les *lois de la solubilité* et leurs dépendances, que s'attribue M. Persoz et qu'approuve maintenant l'Académie des sciences, m'appartiennent. Outre que je les ai professées pendant vingt ans, qu'elles sont connues de quantité de mes anciens élèves et en particulier de MM. les professeurs Alvaro-Reynoso et Berthelot, j'ai pris date par des publications sur les parties essentielles. (Voir mes éditions de 1837, de 1838, de 1842, et ma brochure intitulée : *Loi nouvelle*. (Paris, chez J.-B. Baillière et Gauthier-Villars.) Par ces lois, un élève peut apprendre en quelques heures, sur la solubilité et ses dépendances, plus de faits que n'en ont jamais connu les plus habiles chimistes. Et la raison en est fort simple ; il comprend et prévoit ces faits tandis que, n'en ayant jamais eu la raison, on avait toujours été réduit à les apprendre de mémoire. Elles sont conséquemment un des nombreux exemples que je pourrais citer, des pertes considérables qu'impose à la s ience et au progrès ce mauvais esprit qui, malheureusement, règne aujourd'hui et qui triomphe de la vérité.

conde main n'a consisté qu'à exprimer les choses sous une autre forme (1).

Puissent les observations qui précèdent éclairer sur l'importance de mes théories relatives aux moyens de retarder la vieillesse de l'homme et la combustion lente des matières organisées, ou, si on le préfère, l'action de l'oxygène humide sur elles. Puisse-t-on le comprendre, on porte un immense préjudice à soi-même et à l'humanité en n'accordant pas à ces théories, si elles sont fondées, toute l'attention, toute la considération qu'elles devraient obtenir.

Du reste, je porte le défi de prouver qu'il n'est pas très-rationnel d'admettre les manières de voir suivantes :

Si aux époques géologiques antérieures à la nôtre, les vertébrés ont pu acquérir une beaucoup plus grande taille et sans doute une plus longue vie qu'à notre époque, c'est, en grande partie du moins, parce que, sous l'influence d'une température plus élevée, l'atmosphère moins riche en oxygène rendait leur respiration moins active, leur accroissement plus lent et moins limité ;

Dès lors, pour approcher aujourd'hui de ces résultats, l'un des moyens consiste à savoir convenablement ralentir, à certaines époques, l'activité des combustions lentes qui s'effectuent dans le sang (2) ;

(1) C'est une peine qu'on ne se donne pas même toujours : on copie tout simplement l'une de mes théories et on se l'attribue ou on la partage avec d'autres parasites. Voilà ce qui vient encore d'arriver pour ma théorie de l'albuminurie exposée dans la *Revue médicale* du 15 octobre dernier (p. 422 et suivantes). Le fait concernant l'urine des grenouilles est dû à M. Dumas et non à M. Gubler. La théorie générale ou l'interprétation de tous les faits m'appartient complétement. (Voir ma brochure sur l'*Albuminerie et l'Eclampsie*, le compte-rendu de l'Académie des sciences pour le 22 décembre 1851, et les journaux de l'époque.)

(2) Je ferai connaître un autre moyen, qui me paraît actuellement encore employé par la nature, et je développerai celui qui est exposé précédemment.

La manière dont le ralentissement de l'activité respiratoire sera produit devient d'une importance secondaire dans la question, si l'on sait opérer ;

Sans donc avoir besoin de changer la proportion d'oxygène atmosphérique, on pourra, en choisissant avec intelligence parmi mes modérateurs de la combustion lente, rendre ce gaz moins actif, les éléments du sang moins attaquables ;

En sorte que, dès à présent, la science possède les données nécessaires pour mettre en pratique des moyens qui semblent propres à reculer les bornes de la vie en retardant la vieillesse.

Quant à mes modérateurs de la combustion lente que l'oxygène humide, tel qu'il est dans l'air, peut effectuer aux températures ordinaires sur les matières animales, et aux applications importantes qu'ils m'ont paru offrir à la thérapeutique, à la toxicologie, à l'hygiène, je porte aussi le défi de réfuter les principes sur lesquels je m'appuie, de porter atteinte à l'exactitude de mes conséquences nécessaires.

Pour éviter des recherches aux contradicteurs, je rappellerai de nouveau ces principes, et je résumerai l'ensemble des principales conséquences.

Résumé de mes principales applications hygiéniques, thérapeutiques et toxicologiques, entraînées par ma découverte des moyens de modérer ou d'empêcher l'action de l'oxygène humide sur les matières organisées.

POUVOIRS TOXIQUE, SÉDATIF, HYPOSTÉNISANT, ANESTHÉSIQUE.

D'après moi, les antiputrides agissent essentiellement après la mort, comme protecteurs des matières organisées contre l'action de l'oxygène humide.

Si ce principe est vrai, on doit pouvoir l'établir tant par

de bonnes preuves directes que par les preuves indirectes, naissant de l'exactitude toujours constante des applications capitales qui en ressortent pour la thérapeutique, pour la toxicologie, pour l'hygiène.

Les preuves directes, je les ai données. Pendant trente ans, on s'est montré incapable de leur opposer des réfutations sérieuses, et j'ai fait voir la vanité de la théorie contraire qu'on avait voulu élever dans ces derniers temps (1).

En ce qui concerne les antiputrides par combinaison, je dirai plus : il est certain que le fait de la combinaison rend les produits moins attaquables par l'oxygène humide, d'autant moins attaquables que les antiputrides sont moins actifs : je défie toute réfutation à cet égard.

Passons aux preuves indirectes sur lesquelles mon but actuel est d'insister particulièrement.

Si les antiputrides agissent essentiellement après la mort, comme protecteurs des matières organisées contre l'action de l'oxygène humide, il sera naturel qu'ils puissent exercer pendant la vie une protection analogue, partant s'opposer plus ou moins au but de la respiration, et produire les effets nécessaires si remarquables de cette opposition. Tout antiputride non désorganisateur et capable d'agir à faible dose, pourra donc, en général, déterminer la sédation, l'hyposthénie et la mort. La volatilité est-elle suffisante, et n'agit-il pas par combinaison stable, il sera de plus anesthésique par inspiration. Est-il désorganisateur, le pouvoir toxique restera; mais quelques-uns des autres pouvoirs, particulièrement le sédatif, pourront ne plus se montrer.

(1) Voir le mémoire précédent ou le *Moniteur scientifique* pour 1866, p. 337; la *Gazette médicale de l'Algérie* pour la même année, p. 42 et 59; pour 1867, p. 97; la *Revue médicale* pour 1866, p. 265 du tome I, et p. 10 du tome II.

Eh bien ! je défie de trouver une seule substance qui, antiputride à faible dose, ne soit pas toxique après avoir pénétré dans la circulation, et dont le pouvoir toxique ne soit pas en général accompagné du pouvoir hyposthénisant, du moins quand elle n'est pas un dissolvant trop actif de la fibrine. En prenant la liste des antiputrides, en consultant les traités de toxicologie et ceux de matière médicale ou de thérapeutique, on pourra soumettre à l'examen plus de six cents substances.

Ce fait général : la cause qui après la mort s'oppose à la putréfaction s'oppose aussi à la vie quand elle existe, je défie de l'expliquer autrement que par ma théorie.

Je défie de trouver un seul agent, nettement conservateur et non désorganisateur qui, convenablement volatil et insoluble dans l'eau, ne soit pas anesthésique par inspiration. On aura au moins une centaine de substances à sa disposition. En sorte que, d'après moi, rien n'est plus facile que de trouver des anesthésiques, et je n'ai jamais pu me me tromper dans mes prévisions.

Quant à l'action sédative, elle est manifestée par le ralentissement marqué, parfois considérable, de la circulation et de la respiration, par les effets thérapeutiques, et souvent par l'abaissement de température.

Consultez les documents relatifs aux phénomènes de l'anesthésie par les diverses substances employées jusqu'ici pour la produire, vous trouverez quantité de faits concernant les antiputrides volatils. Ouvrez les ouvrages de thérapeutique et ceux de toxicologie, vous verrez les ralentissements considérables de la circulation et de la respiration qu'il a été possible d'obtenir avec les arsenicaux, les antimoniaux, surtout le sesquichlorure de fer, etc. (1).

(1) Sur la sédation par le sesquichlorure de fer, par les composés métalliques, voir : *Journ. de Pharm. et de chim.*, t. XXIV, p. 219, année

Prenez des ouvrages de thérapeutique et voyez quels agents sont préconisés, quels agents ont donné le plus souvent de bons résultats dans l'asthme nerveux, dans la chorée, dans la coqueluche, dans les vomissements nerveux, dans la migraine, dans les toux nerveuses, vous trouverez: l'acide cyanhydrique et les substances qui lui doivent leur action (cyanure de potassium, cyanure de zinc, amandes amères, laurier-cerise, etc., probablement le bleu de Prusse) ; le chloroforme, les éthers et les divers anesthésiques par inspiration; la nicotine et le tabac; les ciguës (1), le castoréum, l'assa fœtida, le safran, etc., c'est-à-dire des agents conservateurs volatils ou devant leur pouvoir à un antiputride volatil.

Abandonne-t-on les antiputrides volatils pour passer à d'autres substances présentant des résultats analogues dans les mêmes affections, on emploie : tantôt le froid et l'acide carbonique, agents plus ou moins antiputrides et qui produisent dans le sang l'effet essentiel que j'attribue aux antiputrides ; tantôt, des arsenicaux, des antimoniaux, des ferrugineux, des composés de zinc, de plomb, de cuivre, de bismuth, d'argent, parfois de mercure et d'or; c'est-à-dire des antiputrides complets.

En dernier lieu, on a eu recours avec succès, dans quelques-unes des maladies nerveuses, à des agents nouveaux : le café, les vapeurs des goudrons, des anesthésiques par inspiration : ce sont des antiputrides que j'avais conseillés dans ces affections, et qui produisirent les résultats prévus par ma théorie.

Quand les yeux seront dessillés, quand la vérité pourra se faire jour, ne faudra-t-il pas le reconnaître, la guérison,

1853, et mon article publié dans la *Revue scientifique* pour l'année 1849, tome XXXVI, p. 318.

(1) Je cite de mémoire en ce qui concerne les ciguës ; je ne suis pas certain d'avoir expérimenté sur la conicine.

dans toutes les maladies qui précèdent, n'est pas due à l'agent, volatil ou fixe, qu'on met en usage, mais à la modération de l'hématose : il faut savoir employer l'agent de sa production de manière qu'il puisse la déterminer profondément, plus ou moins durable ; on doit préférer les substances qui agissent le plus directement, le plus rapidement dans la circonstance, et dont les actions secondaires peuvent le mieux venir en aide ?

Un fait certain en tout cas, c'est que, pour prévoir quels sont les principaux agents de guérison employés jusqu'ici dans les maladies nerveuses, il suffit de regarder ma théorie comme vraie, et d'en faire l'application.

Il va sans dire que si, comme je l'admets, les antiputrides sont protecteurs contre la combustion lente des matières animales par l'oxygène humide, partant contre l'hématose, ceux qui n'offrent pas de cause d'erreur, les antiputrides par combinaison, par exemple, administrés pendant la vie à doses petites d'abord, soutenues, graduellement croissantes, de façon à n'être ni purgatifs, ni vomitifs, détermineront une diminution notable dans la production d'acide carbonique exhalé, et en général dans celle de l'urée. Effectivement, toutes les fois que des expériences ont été faites à cet égard, on a trouvé ces diminutions. *Exemple :* les arsenicaux et les mercuriaux. Et je défie de trouver un seul antiputride par combinaison, suffisamment actif, qui ne les détermine pas.

POUVOIRS CAUSTIQUE, NEUTRALISATEUR DES SUBSTANCES ORGANISÉES PLUS OU MOINS TOXIQUES, VERMIFUGE ET FÉBRIFUGE.

Les antiputrides par combinaison pouvant s'unir aux matières animales en voie d'altération comme aux matières animales saines, et produire avec elles des composés sensiblement inattaquables par l'oxygène humide, incapables d'agir comme ferments, inertes en général dans l'économie, j'ai pensé que, par leur emploi à forte dose, ceux qui sont très-actifs pourraient servir à frapper de mort les parties vivantes inutiles ou nuisibles ; et l'observation le prouve, c'est en effet parmi ces agents qu'ont été pris la plupart des caustiques dont la médecine fait usage.

Par suite de la considération précédente, et parce que les antiputrides protégent contre l'action de l'oxygène sans la présence duquel seraient inertes quantité de matières organisées nuisibles dans l'économie, j'ai pensé que, dans toutes les maladies causées par des poisons organisés : miasmes, virus, venins, matières animales putrides ou altérées d'une façon quelconque, corpuscules vivants ou morts, il était rationnel de faire concourir au traitement, soit curatif, soit préservatif, des antiputrides choisis avec intelligence, particulièrement ceux qui agissent par combinaison. Et la théorie, confirmée dès cette époque par de bons traitements que la pratique avait fait connaître, surtout aux médecins anglais, a été depuis confirmée davantage par les expériences et les observations intéressantes de M. Jean Polli, de Milan, de M. Maisonneuve, de Paris, etc., etc. Elle a permis d'expliquer la valeur de ces traitements, de ces observations, d'étendre les ressources de la thérapeutique, de l'engager dans de nouvelles applications, dans de nouvelles voies. (Voir ma *Note* du 19 *mai* 1851).

Cette manière de voir m'a permis, en outre, de donner aux mercuriaux, dans le traitement des maladies syphilitiques, quantité de succédanés dont on a commencé à reconnaître les avantages (1), et de montrer la direction qu'il est

(1) Des faits que vient de publier un chirurgien des hôpitaux, M. Dolbeau, sur l'emploi de l'un des agents que j'avais conseillés dans le temps, le bichromate de potasse, l'intelligent thérapeutiste a déduit la conclusion suivante : si cet agent n'est pas antisyphilitique, il faut admettre que la maladie vénérienne, abandonnée à elle-même, peut suivre son évolution et guérir spontanément ; qu'en tout cas, bien

rationnel de suivre pour arriver peut-être à éteindre les maladies syphilitiques, à prévenir les fièvres intermittentes, la fièvre jaune, etc.

D'après ma théorie encore, les antiputrides actifs à faible dose, étant des poisons, devaient être vermifuges, antiparasitiques ; et il suffit de consulter les traités de thérapeutique et de matière médicale pour reconnaître qu'en effet quantité d'entre eux sont rangés parmi les vermifuges, parmi les antiparasitiques ; et quand de nouvelles expériences sont faites sur les points où il y avait des lacunes, elles ne manquent pas de venir en confirmation de la règle. Voilà ce qu'on a eu lieu d'observer, voilà ce qu'on peut continuer à observer, surtout au sujet des nouveaux anesthésiques.

D'après ma théorie enfin, les antiputrides bien choisis, étant à la fois sédatifs et propres à neutraliser les miasmes comme à rendre inertes dans la circulation les corpuscules organisés vivants ou morts, devaient être fébrifuges dans les fièvres intermittentes marécageuses ou autres. L'observation a montré qu'il en est ainsi, car les nombreux fébrifuges des Traités sont choisis parmi les antiputrides; en sorte qu'il serait probablement très-facile de substituer aux composés de quinine, des agents tout aussi utiles et beaucoup moins coûteux.

Telles sont les preuves indirectes de la justesse de mes vues théoriques, telles sont les principales corrélations des antiputrides que j'avais trouvées de 1846 à 1851. (Voir *Revue scientifique* pour 1849, tome XXXVI, et ma note de 1851, *in Revue médicale* pour 1867, tome I, p. 17.)

Depuis lors, j'ai eu le bonheur de faire des observations

administré, il est sans inconvénients, qu'il n'a pas empêché les accidents de disparaître, et que, par conséquent, on peut en conseiller l'essai. (Voir *Revue médicale*, pour 1867, tome I, p. 732, et *Bulletin de thérapeutique* du 30 mars de la même année.)

qui m'ont conduit à un ensemble nouveau de preuves indirectes, à un ensemble nouveau de corrélations des antiputrides offrant, je crois, le plus grand intérêt. Suivant que les nouvelles prévisions allaient être vraies ou fausses, la théorie allait recevoir un appui ou subir un échec. Dans les cas où la constatation a eu lieu, c'est un appui remarquable qu'elle a reçu, et il me semble apporter en thérapeutique, en physiologie, un très-grand progrès. Dans les cas où la constatation laisse à désirer, c'est un nouvel appui et un grand progrès qu'elle est en droit d'atteindre. Qu'on en juge :

AGENTS PROPRES A DIMINUER LES INCONVÉNIENTS D'UNE ALIMENTATION TROP PEU ABONDANTE ET A FAVORISER L'ENGRAINEMENT.

Les antiputrides pris à l'intérieur modèrent-ils la combustion lente, partant la consommation des matières protéiques du sang, ils vont permettre aux personnes qui en font un usage convenable de vivre en prenant moins d'aliments. Les faits acquis confirment cette induction :

Il est bien reconnu pour les antiputrides dont on use le plus souvent, le café et les eaux-de-vie, qu'ils ont en effet ces avantages ; les nombreuses observations concernant les mangeurs d'arsenic, portent à croire qu'il en est de même pour les arsenicaux ; des faits analogues existent pour les antimoniaux ; toutes les analogies, en conséquence, conduisent à penser qu'en général il en serait de même aussi pour ceux des antiputrides qui agissent d'une autre manière qu'en enlevant l'eau et rendant l'oxygène moins soluble. (Voir mon mémoire inséré dans la *Gazette médicale de l'Algérie*, année 1866, n° 7 et suivants, dans le *Moniteur scientifique* de 1865, p. 707. Etc.)

MANIÈRE DE PRÉPARER A L'ACCLIMATATION DANS LES PAYS CHAUDS.

Chez les personnes acclimatées des pays très-chauds, la respiration fournit et consomme moins d'oxygène, la production de chaleur et les besoins de réparation sont moindres, le sang est moins artérialisé, le système veineux prédomine à l'égard du système artériel; par suite, le foie reçoit plus de sang, son volume augmente, la bile est sécrétée en plus grande abondance ; alors d'ailleurs les causes de putridité, d'infection, de trop grande consommation d'oxygène, jouent un grand rôle dans plusieurs des maladies les plus dangereuses. J'ai pensé que, par leur pouvoir de modérer la combustion lente, la calorification, la circulation, la transpiration; par leur pouvoir de neutraliser les miasmes, les levains putrides, les ferments ; de diminuer les besoins de la respiration et de la réparation, les antiputrides choisis avec intelligence devaient être précisément ce qu'il faut pour amener autant que possible sans secousse, sans danger, les habitants des pays froids ou tempérés à l'état constitutionnel où sont les habitants acclimatés des pays très-chauds ; pour préparer dès lors les premiers à l'acclimatation dans ces pays, comme aussi pour les tenir particulièrement à l'abri des causes de putridité, d'infection, de trop grande consommation d'oxygène, qui s'y montrent plus redoutables encore pour ceux qui viennent des pays froids ou tempérés. Ces déductions, malheureusement, n'ont pas encore été suffisamment vérifiées par l'observation; néanmoins, quand on considère combien elles sont théoriquement légitimées; combien nos possessions d'Afrique leur donnent d'intérêt pour les Français; combien les avantages que procure réellement dans ces pays chauds l'un des antiputrides, le café, viennent en confirmation ; combien il est certain, à l'égard des arsenicaux et du café, que la mise en pratique pourrait être sans danger (1), on se sent porté à croire qu'on ne tardera pas à faire constater, dans les troupes de terre et de mer soumises à l'influence de ces climats, le degré

(1) Voir *Revue médicale* pour 1866, tome I, pages 284 et suivantes.

de valeur des indications que j'avais données (1); que la théorie recevra un nouvel appui, qu'un grand bien sera réalisé. Tel est le cas le plus remarquable de ceux où la constatation laisse à désirer.

MANIÈRE DE PRÉVOIR QUELS AGENTS SONT PURGATIFS, VOMITIFS, EXCITATEURS DU DÉVELOPPEMENT DU FOIE ET DE LA SÉCRÉTION BILAIRE.

Dans la frayeur, dans les émotions profondes et tristes qui réduisent, d'une manière notable, la quantité d'acide carbonique éliminé par la respiration; dans les asphyxies, dans une multitude de circonstances où l'oxygénation du sang subit une diminution évidente, prompte et bien prononcée; dans les empoisonnements où l'agent toxique rend le sang noir (2); dans nombre de circonstances pathologiques et en particulier dans le choléra, dans ses symptômes précurseurs, et dans les états auxquels sont exposés les habitants des pays froids ou tempérés qui vont habiter les pays très chauds, très humides, très chargés de matières organisées facilement putréfiables, la diminution d'hématose, les altérations du sang sont suivies d'une manière tellement saisissante par la diminution de sensibilité, par la diurèse, par des maladies à évacuations alvines, à vomissements, par le développement du foie, par une sécrétion plus abondante de la bile, qu'il devient rationnel d'admettre que tous ces effets sont au nombre des résultats susceptibles d'être produits par la diminution d'hématose obtenue convenablement et avec une intensité suffisante.

Si, par conséquent, mes protecteurs contre l'action de l'oxygène humide ont bien, en effet, ce pouvoir, ceux qui

(1) Si, pour se décider à l'action, il fallait toujours l'expérience, l'expérience elle-même serait faite rarement, et l'humanité serait privée d'une multitude de ses plus importantes découvertes.

(2) Ceux que déterminent les serpents venimeux et probablement les matières animales putrides, etc.

ne sont ni trop désorganisateurs, ni trop astringents (1) vont en général être diurétiques, purgatifs ou vomitifs, excitateurs du développement du foie et de la sécrétion biliaire. De fait, c'est parfaitement ce que l'observation et l'expérience ont montré : tout antiputride non désorganisateur, *capable d'agir à faible dose*, et n'ayant pas un pouvoir astringent trop prononcé, peut, avant de causer la mort, déterminer la diurèse, des évacuations alvines ou des vomissements. Quel que soit le pouvoir astringent, les pouvoirs vomitif et toxique subsistent.

Quand, au contraire, l'antiputride non désorganisateur n'est actif qu'à forte dose, il est possible qu'il n'arrive guère, pendant la vie, qu'à être sédatif, diurétique, excitateur de l'engraissement, du développement du foie et de la sécrétion biliaire. Exemple : les sucres et le café.

Avec les matières sucrées (miel, cassonade, mélasse), et la mannite qui s'en rapproche, on peut aller plus loin : elles deviennent laxatives surtout pour les enfants. D'après cela, on est porté à croire que le café noir pourrait chez eux déterminer des vomissements (2), et les probabilités augmentent quand on considère qu'il favorise les évacuations alvines chez beaucoup d'individus.

J'ai appuyé ces grandes vues sur au moins cinq cents faits bien avérés. Ils sont indiqués d'une manière générale dans mon Mémoire de février 1866 (*Revue médicale*, pour 1866, tome II, p. 16), mais suffisamment pour que chacun puisse les vérifier à son aise. On le sait, en outre, les vomitifs et les purgatifs excitent la secrétion biliaire. Tels

(1) Comme on est porté à le croire d'après l'usage qu'on en fait avec avantage pour diminuer les sécrétions trop abondantes, les astringents très-actifs mettent obstacle à la diurèse et à divers flux.

(2) Dans un travail postérieur à la première publication de ce mémoire, M. Buignet arrive à cette conclusion : la manne en larmes contient de la dextrine et de la matière sucrée. Celle-ci est constituée par un mélange de sucre de canne et de sucre interverti.

sont les cas principaux, où je vois un nouvel appui manifeste pour ma théorie et un grand progrès pour la science.

Je crois, par suite, avoir à m'étonner qu'on ait pu trouver insuffisants les faits relatifs aux purgatifs, aux vomitifs, aux diurétiques. Comment n'a-t-on pas vu que les Traités de matière médicale sont remplis d'antiputrides présentés comme diurétiques, purgatifs ou vomitifs ? Comment n'a-t-on pas vu que les Traités de toxicologie signalent toujours le vomissement, au nombre des effets qui peuvent précéder la mort dans les empoisonnements par les antiputrides actifs à faible dose ? En considérant, par exemple, les sels solubles de fer, de chrome, de zinc, d'antimoine, d'arsenic, de mercure, de platine, d'or, etc., etc., quel médecin ne doit pas rester frappé de voir toujours liées ensemble les propriétés antiputride, vomitive, toxique, et de pouvoir toujours ajouter la propriété diurétique quand le mode d'administration est convenable, l'astringence faible ou nulle, et quelquefois malgré l'astringence.

Je m'étonne que des corrélations si nombreuses, d'une si grande importance, relatives à un si grand nombre de substances, et dont chacun peut à son gré vérifier l'exactitude sans avoir à faire de nouvelles expériences, mais uniquement en consultant les ouvrages convenables, n'aient pas été accueillies avec plus d'empressement par quelques hommes de science, tandis qu'on leur témoignait beaucoup d'intérêt quand elles étaient reproduites par des plagiaires. Je m'étonne qu'on ait eu le courage d'en priver des enseignements où la science laisse une si grande part à la mémoire, et où l'on est généralement encore si pauvre dans la connaissance des moyens directeurs.

Quand je considère le grand nombre des victimes que font plusieurs maladies qu'il semblerait possible de prévenir par le sage emploi d'antiputrides, surtout par combinaison, je m'étonne de l'apathie avec laquelle ont été accueillis les moyens rationnels indiqués dans ma note de 1851, publiée au commencement de cette année. Mon étonnement augmente quand je vois des affections déjà nombreuses, que j'indiquais comme susceptibles d'être prévenues par l'emploi tant intérieur qu'extérieur d'antiputrides convenables, et qui, d'après les observations de médecins italiens et celles de M. Maisonneuve, ont réellement été prévenues lorsque cet emploi a été fait.

Les preuves indirectes qui précèdent ne forment-elles pas en faveur de la vérité des principes qui les font si bien prévoir, un ensemble plus imposant que tout ce qu'on aurait pu désirer ? Serait-il possible de trouver une seule théorie médicale approchant de celle-ci par la valeur des preuves directes, et par l'importance, par la sûreté des déductions ?

RÉPONSE AUX PRINCIPALES OBJECTIONS.

Surtout concernant les diurétiques, les purgatifs et les vomitifs, il est facile, je le sais, de faire nombre d'objections fondées en apparence ; mais qu'on veuille bien y réfléchir : si un certain degré de diminution de l'hématose excite la diurèse, les évacuations alvines, le vomissement, une diminution plus forte peut supprimer ces évacuations en commençant par la diurèse ; quelques-unes trop prononcées peuvent empêcher les autres ; il faut aussi avoir égard à la rapidité des transitions, à l'état antérieur, au mode d'administration ; alors on deviendra plus circonspect. En un mot, s'il est facile d'administrer les médicaments de manière à ne pas obtenir plusieurs de mes corrélations, il est facile aussi de les administrer de manière à les obtenir : n'est-ce pas suffisant ?

Sans doute encore il ne saurait qu'être bien de constater pour diverses substances, les pouvoirs indiqués et non reconnus jusqu'ici. Toutefois, l'état de choses actuel est pour ainsi dire nécessaire. Les confirmations seraient complètes aujourd'hui qu'elles cesseraient de l'être demain. Et s'il n'arrivait pas une période où il faut savoir se contenter des faits acquis pour former sa conviction sur la valeur des principes à l'appui desquels ils se présentent, il n'y aurait probablement jamais de principes suffisamment prouvés, car il n'en est probablement aucun à l'appui duquel de nouveaux faits ne puissent se présenter.

Sans doute, par exemple, la constatation directe d'une exhalation moindre d'acide carbonique sous l'influence de mes modérateurs de la combustion lente ou de l'oxygénation a de l'importance, et des savants pourront désirer voir cette constatation effectuée pour d'autres substances que les sucres, le café, l'éther sulfurique, les arsenicaux, les mercuriaux, les alcooliques. Je le désire comme eux. Mais je le considère aussi :

1° Une telle constatation n'est pas le seul indice d'une modération de l'hématose, en l'absence de celui-ci il y en a dix qui viennent s'offrir et qui rendent pour ainsi dire son existence nécessaire.

2° A l'égard des antiputrides par soustraction d'eau et par diminution dans la solubilité de l'oxygène, dans son action comburante, ces caractères entraînant pour quelques-uns (le miel, la cassonade, les sucres) une diminution reconnue dans la combustibilité, dans la production d'acide carbonique pendant la vie, on doit trouver rationnel, ce me semble, qu'il en soit de même pour ceux des autres agents de la classe chez lesquels la cause productrice est au moins aussi fortement prononcée : les sels réellement neutres des alcalis. La persuasion augmente quand on voit se manifester pour tous les propriétés physiologiques dues à la diminution de combustion d'une intensité moyenne : c'est-à-dire, la sédation, la diurèse, les évacuations alvines.

3° Je considère enfin, que la combinaison contractée par les arsenicaux et les mercuriaux avec les matières animales, et qui rend ces matières imputrescibles ou sensiblement inattaquables par l'oxygène humide, n'ayant rien de particulier quant à la protection contre l'action de ce gaz ou contre la putréfaction, il est naturel de penser que si la combinaison qui rend une matière animale moins altérable par l'oxygène après la mort a pu, dans le cas des arsenicaux et des mercuriaux, entraîner la moindre combustibilité pendant la vie, elle produira le même effet dans le cas des autres antiputrides par combinaison. Je crois avoir raisonné juste quand je vois les propriétés physiologiques essentielles de tous ces antiputrides être analogues, et celles qui doivent résulter tant d'une combinaison que d'une diminution d'hématose susceptible d'acquérir une grande intensité.

Je pourrais ajouter : Si la constatation facile dont il vient d'être parlé devait entraîner l'acceptation, pourquoi ne l'a-t-on pas provoquée ? Si, pour diverses substances anciennement découvertes, il fallait combler des lacunes en constatant des propriétés physiologiques et thérapeutiques non encore reconnues, pourquoi n'a-t-on pas rendu ces substances l'objet d'études particulières, au lieu de chercher les matériaux d'une théorie nouvelle, fausse et stérile, quand l'ancienne satisfaisait à tout, et n'avait jamais été plus féconde? Cette dernière théorie, enfin, n'était-elle pas assez importante quant au progrès, quant à l'enseignement, pour qu'on fît quelque chose dans le but d'en constater le degré de valeur ? Je pourrais ajouter encore : la diminution dans la production d'acide carbonique comme indice d'une modération de l'hématose a aussi ses causes d'erreur : avant tout, il faut comprendre.

AUTRE POINT DE DÉPART CONDUISANT AUX MÊMES DOCTRINES. — MODE D'ACTION DES EMMÉNAGOGUES, DES DILATATEURS DE LA PUPILLE, ETC.

Quelle que soit la manière de présenter les faits et le point de départ adopté, on me paraît toujours contraint d'arriver à mes résultats nécessaires.

Voilà des agents, le miel, la cassonade, les sucres, qui enlèvent l'eau aux matières animales ; qui peuvent chasser l'oxygène en dissolution dans ce liquide, et qui, pendant la vie, se sont montrés propres à diminuer l'exhalation d'acide carbonique. D'après les faits acquis à la science, ils sont conservateurs des matières animales après la mort ; ils peuvent pendant la vie être sédatifs, diurétiques, purgatifs, et avec le temps incompatibles avec la vie, quelle que soit l'alimentation associée. Jusqu'ici les pouvoirs antiputride, sédatif, diurétique, purgatif et propre à entraîner la mort se comportent non-seulement comme en corrélation les uns avec les autres, mais comme susceptibles de provenir de l'opposition à l'action de l'oxygène sur les matières animales.

Prenez les sels réellement neutres des alcalis, enlevant l'eau aux matières animales, faisant avec elle des dissolutions qui, suffisamment chargées, chassent l'oxygène de ce liquide, et par suite diminuent la solubilité de ce gaz dans l'eau ; vous leur trouvez, sur les matières organisées mortes, le pouvoir antiputride ; vous leur trouvez, pendant la vie, les pouvoirs sédatif, diurétique, purgatif, incompatible à forte dose avec la vie, quel que soit par ailleurs le régime alimentaire. Ces corrélations, analogues aux précédentes, ne vous portent-elles pas davantage à croire que les propriétés physiologiques dont il vient d'être question naissent de l'opposition à l'action de l'oxygène, et que le pouvoir d'entraîner l'exhalation moindre d'acide carbonique doit être aussi un de leurs caractères pendant la vie, comme paraissent l'exiger le ralentissement dans la circulation et dans la respiration qu'elles déterminent?

Prenez les mercuriaux et les arsenicaux solubles : ils donnent lieu avec les matières animales mortes à des combinaisons qui se conservent parfaitement à l'air, humide ou non ; que, par conséquent, l'oxygène humide, tel qu'il est dans l'air, n'attaque pas sensiblement aux températures ordinaires. Pendant la vie, et d'après les faits appartenant à la science. ils diminuent l'exhalation d'acide carbonique, ils peuvent ralentir fortement la circulation, la respiration, déterminer l'hyposthénie, l'augmentation dans la sécrétion biliaire, une mort qui s'accompagne des caractères essentiels de l'asphyxie, et, à doses convenables, du moins en ce qui concerne les arsenicaux, favoriser l'engraissement. Jointes aux précédentes, ces corrélations analogues ne portent-elles pas à conclure, avec une conviction croissante, qne l'opposition à l'action de l'oxygène est bien la cause du pouvoir antiputride comme des propriétés physiologiques et toxiques en corrélation avec elle?

Prenez en général les sels solubles formés par les métaux proprement dits (fer, nickel, cobalt, chrome, uranium, zinc, étain, antimoine, bismuth, cuivre, plomb, argent, platine, palladium, or, etc.) :

D'une part, ils jouissent du pouvoir que possèdent les arsenicaux et les mercuriaux de faire avec les matières animales des combinaisons capables de se conserver au contact de l'air, humide ou sec, à toutes les températures atmosphériques, et par conséquent d'être sensiblement inattaquables par ce gaz dans ces conditions ou imputrescibles ;

D'autre part, sauf les cas où, d'après ce qui a été dit, la trop grande causticité, la trop grande astringence peuvent causer quelques exceptions, ils sont ramarquables par les propriétés physiologiques et toxiques signalées pour les arsenicaux et les mercuriaux, et qui rendent ces derniers évidemment modérateurs de la combustion lente nécessaire à l'activité de la vie :

Ne doit-on pas conclure : en général, pour les sels solubles des métaux proprement dits, les pouvoirs hyposthénisant, purgatif ou vomitif, toxique, etc., se tiennent, comme pour les arsenicaux et les mercuriaux, sous la dépendance du pouvoir protecteur des matières animales contre l'oxygénation, contre la combustion lente : les pouvoirs dont la constatation n'a pas eu lieu, et en particulier celui d'entraîner une exhalation moindre d'acide carbonique pendant la vie, sont pour ainsi dire nécessaires à tous?

Je pourrais prendre d'autres antiputrides de l'une ou l'autre des classes précédentes : l'alcool, l'acide phénique, la kréosote ; je pourrais soumettre à l'examen tous ceux qui agissent sans enlever l'eau, ni former avec les matières animales de combinaison reconnue : l'acide cyanhydrique et les substances qui lui doivent leur pouvoir; la nicotine et le tabac; les éthers, le chloroforme, les composés hydrocarbonés artificiels volatils, etc., etc., on verrait toujours, sauf les particularités relatives à l'astringence et à la causticité trop prononcées, les mêmes propriétés physiologiques essentielles liées au pouvoir antiputride bien marqué (1).

(1) Consultez, par exemple, les faits acquis concernant les propriétés chimiques, physiologiques, thérapeutiques et toxiques, vous trouvez :

Que les éthers, la kréosote, les vapeurs des goudrons, le sulfure de carbone, et en général les composés hydrocarbonés artificiels volatils et leurs analogues protégent contre la combustion par l'oxygène humide le phosphore à son état ordinaire, ses vapeurs, probablement l'hydrogène phosporé spontanément inflammable an contact de l'air, plusieurs composés de fer, etc.;

Que les éthers, agents dont j'ai découvert le pouvoir antiputride remarquable, exercé tant par leur liquide que par leur vapeur répandue aux températures ordinaires dans l'air clos, abaissent la chaleur animale, sont sédatifs dans les maladies nerveuses, diurétiques, emménagogues, excitateurs de la congestion du foie, de la dilatation de la pupille, des secrétions salivaires et bronchiques; anesthésiques,

Et comme dans ces conditions elles paraissent des manifestations du pouvoir de modérer la combustion lente des

toxiques entraînant une mort qui présente les caractères de l'asphyxie, vermifuges et utiles dans les fièvres intermittentes; que l'éthérisation chez les enfants peut exciter la diarrhée; que chez les chiens elle fait survenir des évacuations alvines, qui paraissent dépendre d'une contractilité exagérée du canal intestinal; que ceux chez lesquels on a introduit dans l'estomac de l'éther à dose toxique font des efforts de vomissement; que dans l'éthérisation, chez l'homme, on a observé, au moment du réveil, des vomissements assez abondants;

Que le chloroforme, l'un de mes antiputrides très-prononcés, produit des effets physiologiques, thérapeutiques et toxiques analogues à ceux des éthers;

Que les composés antiputrides des goudrons, et, par suite, les goudrons eux-mêmes, peuvent être sédatifs, diurétiques, anesthésiques, toxiques, anthelmintiques, antiparasitiques; qu'ils ont causé des vomissements et des évacuations alvines; que, d'après mes principes, ils pourraient peut-être, comme l'a écrit Berkeley, se montrer capables de prévenir la variole;

Que la benzine, la nitrobenzine, l'hydrure d'amyle, agents dont j'ai prévu puis constaté les pouvoirs antiputrides, anesthésiques, antifermentescibles, sont antiparasitiques et propres à jouer le rôle de calmants dans les névroses;

Que l'acétone ou esprit pyroacétique ($C^6 H^6 O^2$), qui d'après mes expériences est antiputride comme les éthers et le chloroforme, même par les vapeurs répandues aux températures ordinaires dans un air renfermé, diminue ou suspend la sensibilité et la contractilité, ralentit les mouvements du cœur et les pulsations artérielles, puis, à dose suffisante, détermine la mort;

Que le sulfure de carbone, dont j'ai reconnu le pouvoir antiputride très-actif, est sédatif, diurétique, emménagogue, anesthésique, dangereux, toxique; que les vapeurs qu'il répand dans l'air aux températures ordinaires suffisent pour produire ces résultats; qu'en outre elles déterminent des vertiges, des nausées, des vomissements, une dépression prononcée des forces musculaires; l'amoindrissement des fonctions génitales, un affaiblissement notable de la vue, quelquefois de l'ouïe; des accidents de paralysie, des troubles marqués de l'intelligence, etc.;

Que le bichlorure de carbone ou chlorocarbone, autre antiputride, s'est montré sédatif puissant dans les maladies nerveuses, anesthésique et toxique;

Que les pétroles, etc., sont antiputrides, sédatifs, anesthésiques, toxiques, vermifuges, antiparasitiques;

matières animales par l'oxygène humide, il faudrait bien, il me semble, finir par arriver avec moi à cette conclusion : quel que soit le point de vue sous lequel on considère l'im-

Consultez les faits acquis concernant l'acide cyanhydrique et les agents qui lui doivent leur pouvoir, vous trouverez :

Que l'acide cyanhydrique, antiputride énergique, est un sédatif bien reconnu de la circulation et de la respiration; qu'il s'est montré antispasmodique, stupéfiant, anesthésique, toxique faisant mourir avec les caractères de l'asphyxie ; qu'à faible dose, il peut exciter la diarrhée, des vomissements ; qu'à doses plus fortes, il a entraîné des vomissements répétés ; que si les doses sont plus fortes encore, toutes les évacuations manquent ; qu'il peut d'ailleurs faire dilater la pupille, causer la salivation chez les carnivores, et quelquefois chez l'homme;

Que le cyanure de potassium est sédatif, diurétique, toxique ; qu'à doses convenables, il a excité des évacuations alvines et des vomissements ; qu'il s'est, en outre, montré fébrifuge dans les fièvres intermittentes;

Que les amandes amères, dont l'essence est fortement antiputride et antifermentescible, déterminent le ràlentissement des mouvements du cœur et ceux de la respiration ; qu'elles ont été utiles dans les fièvres intermittentes; qu'elles sont diurétiques et toxiques; qu'elles peuvent exciter la diarrhée et des vomissements;

Que le tourteau d'amandes amères est un poison;

Que l'eau et l'essence de laurier-cerise sont des antiputrides et des antifermentescibles qui ont produit des effets analogues aux précédents;

Que les amandes, les feuilles et l'écorce du mérisier à grappes ont paru fébrifuges;

Que les fleurs de pêcher ont été trouvées fébrifuges et légèrement purgatives;

Que l'essence du prunier de Virginie a été employée avec succès en Amérique contre les fièvres intermittentes;

Qu'enfin, la racine du manioc amer (Jatropha manihot) est antiputride, diurétique, purgative, vomitive, toxique, et qu'elle tue en rendant le sang noir et fluide.

Bien que les documents qui précèdent se complètent mutuellement, ils offrent néanmoins quelques lacunes, et la chimie présente nombre de composés cyanhydriques ou analogues dont on pourrait constater les propriétés antiputrides, physiologiques, thérapeutiques et toxiques. Les médecins qui croient avoir besoin de nouveaux faits à l'appui de mes principes, trouveraient donc là un sujet d'intéressantes recherches. Ils auraient le plaisir de pouvoir faire des expériences, et contrairement à ce qui arrive en général, de constater ce qu'ils auraient prévu.

mense quantité de faits embrassés par ma théorie, les pouvoirs diurétique, purgatif, vomitif, etc., apparaissent comme pouvant résulter de la protection contre l'action de l'oxygène humide exercée avec une intensité suffisante pendant la vie.

Ce n'est pas tout: *L'augmentation de la sécrétion salivaire* paraît aussi au nombre des effets susceptibles d'être produits par une diminution convenable d'hématose, quand elle n'est pas due à l'intervention d'un corps trop astringent: la science possède quantité de faits. Dans les mêmes cas, cette diminution peut déterminer *l'action emménagogue*. Elle cause, en outre, le *pouvoir d'entraîner la dilatation de la pupille*. A cet égard, s'il est une exception sur 150 substances, c'est tout le plus. Ces rares exceptions sont à noter, sont à expliquer; elles ne doivent pas, je pense, empêcher de faire connaître la règle et d'en tirer parti.

Toutefois, si l'on se trouve plus en sûreté à l'égard des substances dont toutes les corrélations du pouvoir antiputride, du pouvoir modérateur de la combustion vitale sont constatées, qui empêche, en ce qui concerne les antiputrides par combinaison, de donner actuellement la préférence aux arsenicaux et aux mercuriaux. Pour eux, ainsi que je l'ai dit, seront bien reconnus: les pouvoirs antiputride, modérateur de l'exhalation d'acide carbonique dans l'expiration, et de la chaleur vitale, excitateur de la prédominance du système vasculaire à sang noir, calmant, hyposthénisant, diurétique, purgatif ou vomitif, excitateur de la sécrétion biliaire, de la sécrétion salivaire, de la dilatation de la pupille, toxique, vermifuge, antiparasitique, caustique, *neutralisateur* des virus, et, au moins pour les arsenicaux convenablement employés, excitateur de l'engraissement et fébrifuge.

Même quand il y a des lacunes, ne vaut-il donc pas mieux se servir de la théorie qui fait prévoir avec tant de bonheur un si grand nombre de faits antérieurement constatés; qui en a signalé un si grand nombre constatés depuis, et qui provoque pour les autres à une constatation rendue de moins en moins douteuse par les constatations sans nombre déjà effectuées, que d'être réduit, comme on l'a été généralement jusqu'ici, à ne rien voir au-delà de chaque fait, à confondre les excitants avec les calmants, et à ne savoir pour ainsi dire la raison de rien en ce qui concerne la cause d'action de la plupart des médicaments?

En tout cas, puisque les corrélations remarquables exposées comme appartenant au pouvoir modérateur contre la combustion lente attribué par moi aux antiputrides non désorganisateurs lui appartiennent en effet; puisqu'elles appartiennent aussi au pouvoir modérateur de l'hématose, au moins doit-on m'accorder que par elles j'ai créé le rôle des agents qui exercent cette modération et montré son extrême importance (1); qu'enfin, mes modérateurs de l'hématose se comportent si bien comme les véritables, que les moyens de prévision ne seraient pour ainsi dire pas plus utiles dans le cas où ce serait faux, et où les véritables viendraient à être connus.

Quand je considère le nombre considérable des substances dont il s'agit, leurs natures si différentes, la quantité des

(1) Je demande pardon au lecteur pour quelques passages, et en particulier pour celui-ci. A notre époque, et surtout dans l'ordre scientifique, les mauvais programmes auxquels on asservit la jeunesse, l'enseignement irraisonnable auquel le monopole universitaire la contraint de se soumettre, ont si bien réussi à éloigner du sanctuaire, qu'il n'existe pas encore de public compétent. L'esprit de pillage, vrai protée, sait revêtir tant de formes, il est tellement favorisé par ses positions, par le servilisme d'un grand nombre, que pour lui échapper, s'il est possible, le novateur craint toujours de n'avoir pas suffisamment varié, suffisamment multiplié ses formes d'exposition, de n'avoir pas suffisamment fermé jusqu'aux moindres voies par lesquelles cet esprit subtil est toujours prêt à s'introduire.

pouvoirs qui leur appartiennent réellement, la sûreté merveilleuse avec laquelle on prévoit jusqu'ici les pouvoirs qui n'avaient pas été constatés, j'ai peine à croire que de telles coïncidences puissent tromper ; je ne crains pas de porter le défi, et aux Académies et aux journalistes, de les lier entre elles par un autre lien que celui de l'opposition à l'action de l'oxygène sur les matières animales et à la respiration ; de pouvoir surtout présenter sur le sujet un moyen de prévision plus simple, plus riche que celui dont la découverte m'est due ; un moyen dont la non-acceptation soit plus nuisible à l'acquisition des connaissances en thérapeutique et en toxicologie, cause une plus grande perte de temps à la jeunesse et une plus grande perte d'argent aux familles (1).

Par quelle voie les modérateurs de l'hématose arrivent à exercer les pouvoirs diurétique, purgatif, vomitif, excitateur du développement du foie, de la sécrétion biliaire, des contractions utérines, etc.

Au commencement du résumé qui précède, j'ai dit les *causes physiologiques* de la liaison entre le pouvoir modérateur de la combustion et les pouvoirs calmant, hyposthé-

(1) Qu'on veuille bien le remarquer, presque tous les excitants des traités ne sont pas stimulants ; les stupéfiants sont des modérateurs très-actifs de l'hématose qui, à dose faible, sont sédatifs, anti-spasmodiques, contro-stimulants ; les altérants, les caustiques sont, en général, des antiputrides agissant par ou sans combinaison avec les matières animales. On a vu comment, pour une multitule de cas, les pouvoirs diurétique, purgatif, vomitif, toxique, vermifuge, emménagogue, dilatateur de la pupille, excitateur de la sécrétion du foie, de la sécrétion salivaire, de l'engraissement, dépendent d'une opposition à l'hématose, presque toujours manifestée par le pouvoir antiputride ; la plupart des classifications de la matière médicale paraissent donc être des erreurs ou des embarras. Ne semble-t-il pas qu'à l'aide de mes principes, un chimiste pourrait, en moins d'un mois, apprendre la

nisant, anesthésique, toxique ***neutralisateur*** des miasmes, des virus, des matières animales putrides, de celles qui sont altérées d'une façon quelconque, des ferments; elles sont simples, et pour ainsi dire nécessairement vraies. Mais cela ne suffit pas : on pourra désirer connaître de quelle manière le même pouvoir de modérer la combustion lente des matières animales, les phénomènes de la putréfaction et de la respiration, se lie physiologiquement avec les pouvoirs diurétique, purgatif, vomitif, excitateur du développement du foie, des contractions utérines, de la sécrétion biliaire, etc. Voici ce que je puis dire pour chercher à mettre sur la voie, sans traiter ce sujet d'une façon spéciale.

D'un côte, sous l'influence de la diminution de combustion, de la diminution dans l'action de l'oxygène du sang, l'hématose est moins complète et la sensibilité moindre; la proportion des sangs veineux et artériel change : celle du sang artériel diminue, tandis que l'autre augmente; ils deviennent aussi plus fluides quand ne s'y oppose pas une trop grande déperdition des liquides. La diminution d'hématose reçoit-elle une intensité suffisante, des congestions du foie, de la rate, du cerveau, des poumons, des glandes salivaires, de parties importantes du système nerveux ganglionaire, l'engorgement du système capillaire général peuvent se produire.

D'un autre côté, si par une oxygénation de moins en moins forte, le sang devient de moins en moins propre à entretenir l'activité du système nerveux de la vie animale, il reste pendant plus longtemps propre à entretenir celle du système nerveux ganglionnaire, qui prend même d'abord un surcroît de vie, une surexcitation. N'est-ce pas ainsi

matière médicale, la thérapeutique générale, la toxicologie, beaucoup mieux, d'une manière beaucoup plus satisfaisante pour lui et plus profitable pour le public qu'on n'aurait pu le faire jusqu'ici en plusieurs années ?

que les sédatifs du système nerveux de la vie animale deviennent jusqu'à une certaine limite des excitants pour l'autre système? Quant au foie en particulier, il reçoit toujours par la diminution d'hématose une plus grande masse de sang, puisque cette diminution fait graduellement prédominer le système veineux. C'est ce qui me paraît expliquer, d'une façon toute naturelle, sans hypothèse, le développement acquis par cet organe quand la diminution d'hématose est durable, comme dans les pays chauds, et aussi comme chez les reptiles, les poissons, et probablement les carnassiers amphibies. C'est encore ce qui me paraît expliquer l'abondante sécrétion de bile qui s'opère, en général, dans les cas où la respiration devient notablement moins active : il est tout simple que sa quantité augmente quand, pour la sécréter, le foie opère sur une plus grande masse de sang veineux (1).

APPLICATIONS NOUVELLES. — EXTENSION CONSIDÉRABLE DONNÉE A LA THÉRAPEUTIQUE RESPIRATOIRE.

D'après ce qu'ont fait ressortir les recherches précédentes, la diminution suffisante d'hématose, obtenue d'une manière convenable, est propre à entraîner la diurèse, les évacuations alvines, le vomissement, et c'est à la propriété d'obtenir cette diminution qu'une multitude de médicaments et de poisons doivent particulièrement leurs pouvoirs diurétique, purgatif, vomitif, toxique. L'analogie conduit dès lors à le penser : très-probablement la diminution d'hématose est, dans beaucoup d'autres cas, la voie par laquelle exercent leurs pouvoirs la plupart des vomitifs, des purgatifs et des diurétiques dont l'action reste à expli-

(1) Ce rapport constant entre l'activité de l'hématose est les proportions relatives des sangs veineux et artériel n'ayant pas été signalé jusqu'ici, l'explication fort simple qui précède n'avait pu être donnée. (Voir les traités de physiologie.)

quer : Les propriétés en corrélation paraissent conduire à la même conséquence ; car autant que je puis en juger par les faits à ma connaissance, elles sont au nombre de celles qui appartiennent au pouvoir antiputride.

Quantité d'applications nouvelles résultent de ce qui précède : Par leurs pouvoirs purgatif, vomitif, hyposthénisant, toxique, le venin des serpents, les champignons vénéneux, la digitale pourprée, etc., etc., agissent à la manière des modérateurs de l'hématose ; on doit donc s'attendre à leur trouver sur le foie, sur la pupille, sur la matrice, sur la sécrétion salivaire, etc., l'action des antiputrides. On doit être porté à croire qu'administrés de façon à déterminer la tolérance, ils seront sédatifs, et, au besoin, utiles dans quantité de maladies nerveuses. Je ne parle pas ici de l'ipécacuanha, de plusieurs alcalis végétaux et des substances auxquelles ces alcalis communiquent leur pouvoir ; rentrant dans la classe des antiputrides, il est naturel qn'ils en aient les vertus. On doit même tenir compte de ce caractère si l'on veut comprendre pourquoi l'ipécacuanha, pris à l'intérieur, s'est montré avantageux dans l'état puerpéral.

Je reviendrai sur ce sujet, et j'espère faire voir, pour un bon nombre de substances non-antiputrides, de quelle manière elles arrivent à produire la diminution d'hématose.

On le voit d'ailleurs et par ce qui précède et par toutes mes applications de la chimie aux sciences médicales publiées antérieurement, il n'est pas nécessaire d'employer les substances par les voies bronchiques pour mettre en pratique la *thérapeutique respiratoire ;* mes principes sont-ils vrais, quantité de médicaments, quelle que soit leur voie d'introduction, sont des agents de cette thérapeutique, qu'on a pratiquée de tout temps, mais sans le savoir, parce qu'on ignorait les causes du mode d'action. Néanmoins, l'introduction des médicaments par la voie bronchique, préconisée avec talent par l'honorable rédacteur en chef de la *Revue médicale*, M. Sales-Girons, restera, je pense, comme un des moyens de rendre possibles certains effets qui demandent une action rapide; d'agir plus directement et avec plus d'intensité sur les organes de la respiration; d'offrir enfin, dans certaines circonstances, une voie plus facile et beaucoup plus sûre. J'avais compris ces avantages dès l'année 1854; seulement je me bornais à considérer les substances volatiles aux températures ordinaires (1), tandis que la méthode de M. Sales-Girons a permis de les obtenir, dans la plupart des cas, avec tous les médicaments.

APPLICATION AU CHOLÉRA.

Les considérations exposées sur le mode d'action des purgatifs, des vomitifs, des excitateurs du développement du foie et de la sécrétion biliaire, me paraissent importantes au point de vue du *choléra*. Elles mettent trop sur la voie qui conduit à une explication de sa nature, de ses causes, de ses symptômes, de son traitement; à la prévision des agents qui doivent y concourir, pour que je puisse remettre encore une application un peu détaillée.

Causes et nature. — Frayeur, impressions profondes et tristes, influences débilitantes, matières organisées putrides ou altérées, corpuscules vivants ou morts, air chaud, humide ou vicié d'une façon quelconque, toutes les causes interprétées d'après mes principes et avec les connaissances du chimiste, concourent à diminuer fortement l'hématose et la tonicité par une action sur la respiration ou sur le sang. Toutes, par conséquent,

(1) Voir ma brochure sur l'albuminerie et l'éclampsie, p. 14.

concourent à rendre ce fluide moins rouge ou plus noir; à faire prédominer le système veineux à l'égard du système artériel; à augmenter la sécrétion du foie quand l'abondance d'autres sécrétions n'y met pas obstacle; à diminuer l'activité du système nerveux de la vie animale, à surexciter celui de la vie organique, et, de cette façon, à conduire l'économie à l'état, où d'après ce qu'on à vu précédemment, surviennent les vomissements répétés, les évacuations alvines répétées.

Susceptible d'être produit par des causes très-diverses, qui n'ont de commun que l'altération profonde et rapide apportée dans l'hématose, le choléra est au fond, mais à divers degrés, une maladie qui n'est pas rare, et qui se développe plus ou moins dans quantité d'empoisonnements, etc. (1).

Traitement. — On le conçoit, si la diminution d'hématose conduit à l'augmentation dans la sécrétion biliaire, aux vomissements et aux évacuations alvines, une diminution plus forte calme à son tour le système nerveux ganglionaire et arrête toutes les évacuations. Veut-on des preuves expérimentales, que l'on considère les phénomènes qui se présentent dans le choléra lui-même et en général dans les empoisonnements, on voit une certaine intensité des causes déterminantes entraîner l'excitation du foie, le vomissement, les évacuations alvines; une intensité plus grande conduire à la mort sans que les évacuations aient pu se montrer. Les pratiques médicales l'ont aussi constaté, de fortes diminutions d'hématose peuvent être produites non-seulement sans entraîner ni vomissements, ni évacuations alvines, mais en les rendant plus difficiles à exciter, en les

(1) La médecine me paraît s'être égarée dans les distinctions inutiles, dans les détails inutiles d'anatomie pathologique ou non pathologique. Il est temps, je crois, qu'une réaction s'opère : qu'on généralise, qu'on cherche à comprendre et à prévoir.

calmant si elles avaient lieu. Pour atteindre ce résultat, il suffit d'une action soutenue, et, jusqu'à une certaine limite, graduellement croissante, comme il arrive dans l'emploi des antimoniaux suivant la méthode de Rasori, dans celui des arsenicaux par les mangeurs d'arsenic, et aussi dans quantité d'empoisonnements.

Il semblerait donc rationnel de tenter la guérison du choléra, soit par les hautes doses qui calment tout, mais qui exigent souvent une grande pratique pour n'être pas dangereuses; soit, quand les circonstances le permettent, par les doses modérées d'abord, soutenues, graduellement croissantes, qui finissent par amener l'état où une forte réduction d'hématose s'établit sans apporter de trouble dans la santé, par une sorte de transformation de l'animal à sang chaud en animal à sang froid, moins sensible à l'action des causes toxiques, purgatives et vomitives.

Pour rendre les hautes doses moins dangereuses, plus rapidement actives, on pourrait les obtenir en associant des antiputrides par combinaison, dont l'action est durable, aux antiputrides volatils, qui ont une action plus prompte, souvent plus sûre dans la circonstance, et dont l'économie peut se débarrasser en un temps très-court. C'est dans le choléra épidémique surtout, que les corpuscules organisés vivants ou propres à prendre vie, les causes de putridité, d'infection, de fermentation étant à craindre, il paraîtrait souvent convenable de mettre un antiputride par combinaison, au nombre des modérateurs de l'hématose dont on ferait usage. Enfin, pour remédier directement au défaut de tonicité, au relâchement général, on aurait recours, comme l'a fait mon ami M. de Vicente, à la production artificielle de l'action astringente, que peuvent déterminer quantité d'antiputrides par combinaison.

Qu'on cherche maintenant à reconnaître quels ont été dans le choléra et en tous pays les agents de guérison les plus remarquables mis en relief par l'expérience et l'observation, on verra qu'en réalité ils sont pris parmi les modérateurs de l'hématose ; que dans l'Inde et aussi dans les méthodes anglaises, les antiputrides par combinaison n'ont pas été oubliés ; qu'en général c'est quand on a cru donner à trop haute dose les antiputrides de toute nature qu'on a obtenu les succès les plus inespérés ; qu'en un mot, ce qui manque au traitement, ce ne sont pas les agents convenables, ce sont, comme pour les maladies nerveuses, la bonne direction dans l'emploi, les connaissances nécessaires pour avoir l'intelligence de ce qu'on fait et des conditions essentielles à remplir (1).

Si l'atteinte est faible, si l'on a pas à craindre une cause toxique, il pourra être rationnel d'essayer un traitement inverse : on releverait le moral par des distractions agréables, on releverait la constitution et l'hématose par une alimentation substantielle, par la respiration d'un air plus pur, plus riche en oxygène, plus ou moins mélangé d'ozone et par l'administration à l'intérieur d'eau chargée d'oxygène.

Quoi qu'il en soit, quand on se laisse diriger par les prin-

(1) Les moyens que ma théorie présente comme utiles dans la période des évacuations du choléra, doivent, on l'a vu, me paraître aussi être ceux qui conviennent, d'une manière générale, pour empêcher le vomissement, les évacuations alvines, la diurèse. En réalité, l'observation et l'expérience prouvent qu'il en est ainsi : on le reconnaîtra en considérant les faits cités dans ce Mémoire et consultant les ouvrages. Mais on le verra aussi, le principe n'avait pas été reconnu, et souvent l'emploi des agents n'avait pas eu lieu de manière à garantir le succès autant que le permettent mes doctrines (voir l'*Albuminurie et l'Eclampsie*, p. 19 et 26).

L'observation qui précède nous conduit à une remarque intéressante concernant la méthode de Hahnemann : puisque les excitateurs du vomissement, des évacuations alvines, de la diurèse sont très propres à calmer, à supprimer ces évacuations, tout n'est donc pas faux dans sa doctrine : il n'a pas connu la raison des choses, mais il a été souvent bon observateur.

cipes qui précèdent, la question de savoir s'il existe dans l'air une cause toxique générale, et quelle est sa nature, ne devient plus guère que secondaire. Qu'elle existe ou non, il ne saurait être mal, quand on a recours aux modérateurs de l'hématose, de faire concourir au traitement un antiputride par combinaison propre à neutraliser toute cause toxique de nature organisée, puisque, en même temps qu'il remplit ce but, il peut servir à calmer les évacuations qui ont lieu.

Il convient en outre de le remarquer, les antiputrides volatils (sulfure de carbone, chloroforme, éthers, composés hydrocarbonés artificiels et leurs analogues) produisent généralement des conservations bien plus durables que celles qu'on doit à ceux d'entre les sels neutres des alcalis qui ne contiennent pas un antiputride particulier très-actif. Quelques-uns même, les huiles de houille ordinaires, la créosote, etc., sont ou renferment des conservateurs par combinaison. Par suite, et surtout quand je considère les faits nombreux acquis à la science, je ne serais pas étonné que, dans la plupart des cas, ils se montrassent suffisans pour déterminer la guérison du choléra : le principal, comme je l'ai dit ailleurs, serait d'arrêter le vomissement et la diarrhée assez tôt pour ne pas laisser altérer le sang par la trop grande perte de liquides (1).

J'ai considéré dans cette maladie la période des vomissements, des évacuations alvines et celle qui précède ; sont-elles dépassées, le traitement ne semble plus devoir être le même. Si la réaction n'a pas lieu par les seules ressources de la nature, c'est à l'altération du sang et au défaut d'hématose qu'il paraît urgent de porter remède. Du reste, la mise en pratique de mes principes n'exclut pas ce qu'il est

(1) Voir l'*Albuminurie et l'Eclampsie*, p. 15. On le conçoit, le vomissement n'est plus possible chez une personne réduite à un état d'anesthésie suffisamment prononcé.

rationnel de mettre en usage pour déterminer une révulsion vers l'extérieur.

Nouvelle méthode permettant de purifier l'air au moyen de nouveaux agents, sans l'altérer par des substances étrangères.

Dans mes Mémoires actuellement publiés, bien que j'aie donné les moyens de neutraliser l'action que certaines matières organisées en suspension dans l'air peuvent exercer sur l'économie vivante après avoir pénétré dans la circulation, il est utile néamoins de prévenir leur introduction quand on peut le faire avec facilité. J'approuve donc et les mesures générales de salubrité, et l'emploi des antiputrides par combinaison pour rendre inertes les produits des déjections. Je viens seulement apporter une modification au procédé mis en pratique jusqu'ici pour détruire les particules organisées en suspension dans l'atmosphère.

En y répandant de l'acide sulfureux, du chlore, de l'acide azotique ou de l'acide hypoazotique, on avait pour but de les envoyer à la recherche de ces matières organisées afin qu'ils pussent les dénaturer sur place; mais on ne l'atteignait qu'à la condition de fournir à la respiration de ceux qu'on voulait protéger un air plus ou moins chargé de vapeurs toxiques, et c'était un inconvénient tel, que l'art de purifier l'air dans les habitations restait à créer.

Au lieu d'envoyer les agents de purification ou de neutralisation à la recherche des corpuscules organisés en suspension dans l'air, je propose de faire l'inverse, c'est-à-dire de contraindre l'air impur à passer au contact des agents de purification placés en lieu fixe sur son trajet.

Cette simple modification permet de substituer aux purificateurs en petit nombre et défectueux employés jusqu'à ce jour, une multitude de substances fort convenables : tous les antiputrides par combinaison non volatils, très-actifs, à prix bas ou modéré, et même quelques-uns de ceux qui agissent par décomposition.

Cette modification permet, en conséquence, d'enlever aux corpuscules organisés en suspension dans l'air qui pénètre dans une pièce, qui en sort ou qu'elle renferme, la propriété d'entrer en putréfaction, de prendre ou de garder vie, sans l'infecter de vapeurs nuisibles.

Elle permet enfin, dans les mêmes circonstances, d'ôter à l'air de l'acide carbonique, de l'ozone, de la vapeur d'eau, etc.; de le filtrer pour en séparer mécaniquement des miasmes, des corpuscules en suspension, ou de les détruire par le feu.

Afin de contraindre l'air à passer dans le conduit où l'on dispose les antiputrides et les agents d'absorption pour les fluides à éliminer, on déterminera dans ce conduit une aspiration, une ventilation par les moyens connus : la chaleur, un axe armé de volants et mu par un ressort, par un poids, par l'eau ou par l'électricité. Tantôt on se contentera d'un seul appareil placé dans une partie quelconque des salles; tantôt, quand elles pourront sans inconvénient avoir deux ouvertures libres, spécialement destinées l'une à l'entrée, l'autre à la sortie de l'air, on adaptera un appareil à chacune de ces ouvertures. Les appareils d'intérieur et d'entrée pourront recevoir un autre usage; ils seront au besoin un foyer pour le dégagement des vapeurs et des gaz qu'il paraîtra convenable de répandre dans les salles : le courant d'air les y chassera. Les mêmes appareils fonctionneraient en temps de peste et dans tous les cas où l'on aurait lieu de regarder l'air comme chargé de matières organisées dangereuses à respirer.

III

Réclamation de priorité au sujet de l'albuminurie et de l'insensibilité, considérées comme indices d'un état asphyxique, adressée à M. le président de l'Académie de médecine (1). (*Séance du* 28 *juin* 1859.)

Monsieur,

Depuis quelques mois, il a été beaucoup question, et dans les journaux et dans les Académies, de deux symptômes prétendus nouveaux du croup et de la diphthérite : l'albuminurie et l'anesthésie. Ainsi qu'il arrive aux époques où vient à être sentie l'importance des découvertes déjà faites, mais qui n'avaient pas suffisamment attiré l'attention, plusieurs se sont présentés comme inventeurs.

L'un aurait découvert successivement les deux symptômes, il y a quelques mois et de la bonne manière, c'est-à-dire sans y avoir été conduit par aucune théorie. L'autre n'en aurait découvert qu'un seul, mais sa découverte serait incontestable : le fait était resté complétement inaperçu avant ses recherches, entreprises au moins trois mois plus tôt que celles de son rival, et dès le mois de mai 1858.

Eh bien, Monsieur, ces découvertes étaient faites depuis sept à huit ans ; toutes deux avaient été présentées à l'Académie des sciences ; toutes deux sont exposées dans une thèse soutenue en 1853 devant l'École de médecine de Paris, par le docteur Boucard ; toutes deux font le sujet d'un opuscule qu'on trouve en librairie depuis 1854 (2) ;

(1) Cette lettre a été publiée dans l'*Union médicale* du 9 juillet 1859.

(2) *L'albuminurie dans ses rapports avec l'hématose.* L'éclampsie des femmes enceintes : nouvelle interprétation de ses causes, de ses accès, de ses suites et de son traitement. — Paris, 1854, chez J.-B. Baillière.

toutes deux, enfin, ont été publiées dans plusieurs journaux, soit en France, soit à l'étranger.

Dans une Note sur les causes du passage de l'albumine dans les urines, adressée à l'Académie des sciences de Paris, en 1851 (*Comptes-rendus*, t. XXXIII, p. 698), j'ai cherché à faire voir que, conformément à ma théorie et d'après l'ensemble des faits qui m'étaient alors connus, l'albumine s'échappe par les urines dans toutes les maladies, dans toutes les circonstances où, pendant un temps suffisamment prolongé, l'hématose est rendue très-incomplète.

Parmi les nombreuses maladies que je cite comme déterminant ce passage, c'est précisément le *croup* qui apparaît en première ligne. Je le faisais observer en terminant ma note; il est facile d'augmenter la liste des faits que j'ai donnés en 1851, mais tant qu'on se bornera à constater l'albuminurie dans les circonstances nettement précisées dans mon travail, on ne fera pas une nouvelle découverte, on confirmera seulement ma découverte. C'est ainsi qu'elle est confirmée par cette observation : les urines sont habituellement albumineuses dans la diphthérite pharyngée, et par cette autre, due à M. Bouchut : on produit presque instantanément l'albuminurie sur les chiens qu'on fait périr par strangulation.

On a cru reconnaître, il est vrai, des causes d'albuminurie différentes de celle qui m'est due; mais les différences ne sont qu'apparentes. Une diminution notable de l'hématose n'a pas lieu seulement parce que l'oxygène n'arrive pas ou arrive en trop faible proportion dans le sang ; elle se produit encore sous l'influence des agents et des états qui paralysent l'action de ce gaz, qui en diminuent la solubilité, qui se combinent avec les matières protéiques et rendent leur combustibilité moindre, qui absorbent à leur profit l'oxygène utile à la combustion, etc.

L'infection, cause d'albuminurie, rentre dans ces causes générales.

Du reste, qu'il y ait ou non des causes d'albuminurie différentes de celle que j'ai signalée, celle-ci existe; par conséquent c'est à moi, et non à M. Bouchut ou autres, qu'appartient ce fait : ***l'albuminurie dans le croup est un indice d'asphyxie.***

L'idée de considérer la sensibilité et la contractilité comme liées avec le degré d'oxygénation, partant avec le degré d'activité des phénomènes de combustion qui s'opèrent dans le sang, de manière qu'une anesthésie plus ou moins prononcée accompagne et manifeste un état asphyxique plus ou moins prononcé, n'appartient également ni à M. Bouchut, ni à ceux qui ont été cités à l'occasion de son travail. Elle m'appartient, je crois, complétement; en tout cas, elle ne peut appartenir à ceux qui ont écrit après moi sur ce sujet.

Dans un Mémoire publié en 1849 (*Revue scientifique*, t. XXXVI, p. 97), je cherche à prouver « que l'oxygène détermine une quantité de vie constamment en rapport et avec la quantité de ce gaz qui se consomme, et avec celle de combustible qui est brûlée dans un temps donné. »

Pour montrer qu'il en est ainsi, je compare, dans l'ensemble des animaux, l'activité de la vie avec l'activité de la consommation de l'oxygène. Je fais voir combien le rapport est remarquable : dans tous les animaux, sous l'influence de la diminution d'oxygène inspiré; dans les animaux à sang froid, sous l'influence des variations de température.

A l'égard des *animaux en général*, je rappelle et j'interprète les phénomènes des asphyxies; ceux de la cyanose déterminée par la persistance soit du canal artériel, soit du trou de Botal; les expériences de Malpighy, de Charles Bonnet, de Bichat, de Legallois, les observations générales des chirurgiens. Je montre ainsi la sensibilité et la motilité diminuant d'une manière graduelle à mesure que le sang devient plus pauvre en oxygène, et l'anesthésie constamment produite quand il est suffisamment désoxygéné.

A l'égard des *animaux à sang froid*, j'ai dit : « Ils ont cela de commun que leur *température propre*, et, par suite, la quantité d'oxygène qu'ils consomment suivent la marche de la température extérieure. Eh bien, l'activité de leurs fonctions, la totalité des phénomènes vitaux suivent la même marche : tous, par l'abaissement de température, perdent peu à peu la *sensibilité* et la *contractilité*, au point d'être hybernants dans les pays suffisamment froids; tous ont, au contraire, d'autant plus d'agilité, de vivacité, d'activité vitale que leur température s'élève davantage, pourvu cependant que la chaleur s'accompagne d'un degré d'humidité convenable et ne devienne pas excessive, etc. »

C'est parce que, chez les animaux dits à sang froid, les variations de température peuvent, sans entraîner la mort, faire passer par tous les degrés l'*oxygénation du sang et l'activité de la vie*, que j'ai cru devoir les nommer *animaux à température variable*, par opposition aux animaux à sang chaud, que j'ai nommés *animaux à température constante*.

Dans mes mémoires sur le mode d'action des médicaments, des anesthésiques et des poisons, publiés de 1849 à 1854 (1), je montre, par des faits nombreux, que la sensibilité et la contractilité diminuent graduellement à mesure que pénètrent en plus grande abondance dans le sang les agents qui s'opposent aux phénomènes de combustion, savoir : les anesthésiques ordinaires, l'acide cyanhydrique, l'acide carbonique, l'oxyde de carbone, les arseni-

(1) Voir, d'une part, *Revue scientifique*, t. XXXVI, p. 97 et 318; d'autre part, *Mode d'action des anesthésiques*, etc.; *l'Albuminurie et l'éclampsie*, opuscules publiés par J.-B. Baillière.

caux, les mercuriaux, les antimoniaux, les composés solubles de zinc, de bismuth, de plomb, etc. (*Revue scientifique*, t. XXXI, p. 319.)

Enfin, dans mon *Mémoire sur l'éclampsie*, je fais vo r que si un état asphyxique survient lentement dans une maladie, il s'accompagne nécessairement d'anesthésie. D'où je conclus : s'il y avait antérieurement des douleurs, des contractions involontaires, tout disparaît à mesure qu'apparait l'état asphyxique.

Voici quelques passages :

« Pourquoi la brièveté des accès d'éclampsie? Leur durée ne saurait se prolonger, dit-on : une mort par asphyxie y mettrait promptement un terme. Mais pourquoi, quand la mort ne survient pas, la durée des accès est-elle néanmoins très-courte? Le fait est reconnu, les accès amènent un état spasmodique qui s'oppose à l'hématose, au point qu'un sang plus ou moins noir, plus ou moins désoxygéné, circule alors dans les artères. A cet état, le sang ne saurait plus entretenir la contractilité générale ; il devient antispasmodique, anesthésique : de là provient la cause qui met rapidement un terme aux mouvements spasmodiques; de là aussi, du moins en partie, l'abolition de la sensibilité et de l'intelligence. » (Page 11.)

Ailleurs (p. 12), j'ai dit : « L'hystérie, l'épilepsie présentent, comme l'éclampsie, une diminution très-notable de l'hématose.

» Profonde dans l'éclampsie, elle entraîne une véritable anesthésie, des congestions, des infiltrations, partant un coma plus ou moins intense et différentes maladies de congestion, d'infiltration.

» Plus faible dans l'hystérie, elle laisse la sensation vive d'une suffocation qui a lieu en effet, mais qui n'entrave pas la respiration, au point de rendre le sang suffisamment veineux, pour que ce fluide mette promptement fin à l'accès. Voilà pourquoi les accès d'hystérie peuvent avoir une si longue durée.

» La diminution de l'hématose est plus prononcée dans certaines formes de l'épilepsie ; elle devient analogue à celle qu'on observe dans l'éclampsie. Il y a aussi turgescence violacée ou livide de la face, perte complète et profonde de connaissance, de sensibilité, bave écumeuse ; mais, en général, l'accès ne survient pas chez des personnes prédisposées aux congestions, aux infiltrations, par un état antérieur de diminution de l'hématose, poussé au point de produire l'albuminurie. Le coma, les accidents de congestion sont habituellement faibles ou nuls; l'*anesthésie* produite par l'accès guérit en général l'accès sans accidents secondaires graves. »

Après avoir cité d'autres exemples, je généralise et j'écris ; « Les maladies dont les accès rendent le sang plus ou moins noir, ont leurs accès calmés par le sang ainsi modifié (1). »

Sans doute, comme l'a fait observer récemment M. J. Cloquet, quantité de faits antérieurs aux observations de M. Bouchut et à mes recherches montraient que le sang veineux suffisamment désoxygéné, en voie de combustion suffisamment ralentie, suffisamment faible, est incapable d'entretenir la sensibilité et la contractilité générales, en sorte qu'elles diminuent graduellement à mesure que diminue l'intensité de l'action de l'oxygène. C'est même, on l'a vu, ce que je m'étais proposé de prouver par l'examen et l'interprétation de l'ensemble des faits. Mais, pour être juste, M. Cloquet aurait dû ajouter : *bien que les faits existassent pour tous, leur importance n'était comprise par*

(1) L'abattement consécutif à l'érection prolongée, même chez les personnes trop jeunes pour qu'il y ait émission de sperme, me paraît venir, au moins en partie, de la même source. (Cette note accompagnait la lettre, et se trouve publiée dans *l'Union médicale*.)

personne, personne ne savait à quoi ils étaient propres; pour tous, dès lors, ils restaient, ou mal interprétés ou sans aucune application. J'ai comblé cette lacune.

Et je ne me suis pas contenté de prouver théoriquement, de montrer par des exemples que la diminution de sensibilité, puis l'anesthésie, accompagnent toute diminution suffisamment prononcée de l'hématose, se présentent en conséquence dans le croup et dans tous les états qui deviennent graduellement asphyxiques; j'ai conseillé de tirer parti du fait dans toutes les circonstances où il importe de modérer la sensibilité ou des contractions involontaires. J'ai fait voir que cette diminution graduelle de l'hématose peut être produite non-seulement par des obstacles mécaniques, soit à la respiration, soit à la circulation, mais encore par quantité de substances solides, liquides ou gazeuses, et j'ai donné un moyen de découvrir *à priori* lesquelles ont ce pouvoir.

Aujourd'hui, on ne songe plus à réfuter mes principes, on cherche à s'en emparer; on en fait volontiers des applications, mais, autant que possible, on laisse ignorer que ce sont des applications. Dans un tel état de choses, il est juste que ceux qui auront contribué à répandre l'erreur mettent de l'empressement à faire connaître la vérité, afin que le public, jugeant en connaissance de cause, puisse rendre à chacun ce qui lui appartient.

Agréez, etc.

ÉDOUARD ROBIN.

Pour compléter ces doctrines quant à l'albuminurie et surtout quant à l'éclampsie des femmes enceintes et aux maladies nerveuses, j'extrais ce qui suit de mon Mémoire communiqué à l'Académie des sciences, le 19 septembre 1853, et publié en 1854.

TRAITEMENT.

Les nouvelles manières de voir qui précèdent, conduisent à de nouvelles indications concernant le traitement à mettre en usage dans l'albuminurie des femmes enceintes, dans les accès d'éclampsie et dans les symptômes précurseurs.

Albuminurie. — Parmi les causes de l'albuminurie dans la grossesse, les unes sont ou peuvent être alors nécessaires : la grossesse elle-même, la primiparité, la distension excessive de l'utérus, le tempérament lymphatique, les vices de conformation entraînés par le rachitisme; les autres sont accidentelles : les vêtements trop serrés, l'abus des liqueurs fortes, le défaut d'exercice, les habitations insalubres, les excès de tout genre, et particulièrement les excès vénériens.

Les causes accidentelles seront soigneusement écartées. On emploiera contre les causes nécessaires les moyens qui, agissant en sens inverse, arriveront plus ou moins à neutraliser les effets.

Toutes les causes accidentelles concourent à vicier l'hématose, à rendre le sang plus fluide, à produire le relâchement des tissus, à favoriser ainsi les congestions, les infiltrations, l'albuminurie, l'œdème, etc. : il faut donc, surtout chez les femmes lymphatiques, chez celles qui sont débilitées par les excès, par une mauvaise constitution, relever les forces par une alimentation fortifiante (les viandes noires, un vin généreux), et par le sage emploi des composés de fer : il faut proscrire les féculents ; outre qu'ils seraient impropres à reproduire l'albumine qui se perd, ils augmenteraient encore la production du sucre ; il faut enfin, par l'exercice, par le grand air, par l'habitation à la campagne dans un lieu bien aéré, peu humide, par l'emploi intérieur d'astringents et de stimulants actifs de la combustion lente, pourvoir au relâchement des tissus, aux besoins de la respiration et de l'hématose.

Accès d'éclampsie et leurs symptômes. — Tout porte à le croire, le sang rendu noir, le sang mis en voie de combustion fortement ralentie par les difficultés qu'apportent à la respiration les contractions involontaires de l'accès est la cause qui ne permet à l'accès qu'une courte durée; l'accès et les symptômes qui l'annoncent seront dès-lors avantageusement traités par la production artificielle et intelligente de l'état anesthésique que la nature fait naître quelquefois heureusement, mais toujours sans règle (1). C'est-à-dire, qu'il sera rationnel de mettre en usage les agents modérateurs de l'hématose, de choisir ceux qui, au besoin, s'administrent aisément malgré le resserrement des mâchoires, de les prendre d'une action énergique et prompte, et *de les donner à dose capable de rendre le sang suffisamment anesthésique pour qu'il tempère l'action nerveuse au point de ne pouvoir laisser naitre l'accès.*

A cet égard, les éthers, le chloroforme, les agents analogues, et, en général, les anesthésiques volatils paraissent fort convenables : ils agissent vite; ils peuvent ne pas s'opposer aux contractions utérines, et, contrairement à ce qui pourrait avoir lieu parfois avec les composés métalliques, leur action disparaît habituellement sans apporter de retard notable au retour à la santé.

Au fond, la plupart des médicaments employés dans l'éclampsie : le camphre, les opiacés, le musc, le castoréum, l'asa-fœtida, donnés à haute dose, tendent à produire le résultat qui vient d'être indiqué, et il en est de même du froid; mais leur effet est moins sûr que celui des composés hydrocarbonés artificiels volatils et de leurs analogues; leur administration est plus difficile, et trop souvent ils n'ont procuré aucun avantage, parce que le praticien, s'imaginant atteindre directement le système

(1) Je rappelle de nouveau la facilité avec laquelle l'interruption trop brusque de la respiration peut amener la mort par asphyxie.

nerveux, ne faisait point ou ne faisait que par hasard, ce qui était nécessaire pour amener une altération de l'hématose capable de rendre le sang anesthésique au point que ne pussent avoir lieu des contractions involontaires.

Nouvelle indication concernant le traitement des maladies nerveuses en général.

Des observations jusqu'à un certain point analogues me semblent devoir être faites à l'égard du traitement *de l'hystérie,* de l'épilepsie, de la chorée, du tétanos, du choléra lui-même (1), des vomissements des femmes enceintes, de la migraine, du rhumatisme articulaire aigu, de la colique nerveuse endémique des pays chauds, des toux nerveuses, des accès d'asthme, de coqueluche, d'angine de poitrine, etc., et, en général, concernant le traitement de toutes les maladies, de tous les accidents nerveux où il importe de faire cesser promptement *soit une douleur vive*, soit des contractions involontaires. Dans tous ces états, les agents modérateurs de l'hématose me semblent indiqués. Convenablement associés, *pris à dose assez élevée*, appliqués localement avec intelligence, ils ralentiront dans le sang les phénomènes de combustion, les phénomènes d'hématose et amèneront ce liquide à l'état où il maîtrise la sensibilité et la contractilité. Seulement, il y aura des cas

(1) D'après les principes posés, c'est pendant la période des déjections alvines, des vomissements et des crampes, que les anesthésiques sont particulièrement indiqués dans le choléra. Dans cette période, on augmenterait graduellement leur proportion dans l'économie jusqu'à ce qu'on eût rendu le sang suffisamment anesthésique pour que fût calmé l'éréthisme nerveux qui déterminait les contractions involontaires.

Si la maladie n'est pas arrêtée à cette époque, d'une part, l'altération du sang, amenée surtout par la déperdition énorme de liquides ; d'autre part, l'abaissement considérable de la température rendront souvent inutile l'effet calmant produit par le sang rendu anesthésique : ce fluide sera souvent devenu impropre à l'hématose.

où, sans doute par suite des difficultés de la circulation dans certaines parties, il importera de seconder l'emploi interne par des applications externes.

En réalité, comme dans l'éclampsie, ces agents sont ceux aussi qu'on met généralement en usage. Les composés de zinc, de bismuth, de mercure, d'antimoine, d'arsenic, de cuivre, le sesquichlorure de fer, etc., l'azotate de potasse et les sels neutres alcalins, le sucre, la kréosote, le camphre, la valériane, la vératrine, les éthers, les composés analogues, les composés cyanhydriques, la fumée de papier imprégné ou non d'azotate de potasse, de matière arsenicale, etc., tous ces composés, dis-je, pris à dose suffisamment élevée, parviennent à produire l'état anesthésique du sang (voir mes Mémoires dans la *Revue scientifique*, t. XXXVI, p. 97, et ma brochure sur le *mode d'action des anesthésiques par inspiration*).

Il ne s'agit point là d'une de ces hypothèses gratuites, appuyées sur rien, ne conduisant à rien, en opposition avec tout et n'ayant d'autre mérite que d'être acceptées ; il s'agit, je crois, *d'une manière de voir appuyée sur l'ensemble des connaissances acquises*, permettant de prévoir les modes de traitement qui ont le mieux réussi, *entraînant des modifications profondes dans la médication des maladies nerveuses*, et faisant naître, quant à la guérison, l'espoir fondé de résultats beaucoup plus avantageux que ceux qu'on obtient habituellement.

Tandis que ceux qui supposent l'action du froid et des médicaments dont il est question, exercée sur le système nerveux directement et sans modification antérieure de l'hématose, n'apportent aucune donnée scientifique établissant l'assertion ; tandis qu'ils ne sauraient ni dire pourquoi ces médicaments, plutôt que tant d'autres, auraient le privilége de calmer le système nerveux, ni leur découvrir aucune propriété physique ou chimique, aucun caractère quelconque, qui les rapproche à l'égard de leur propriété physiologique commune, et tende à l'expliquer, les preuves abondent en faveur du mode d'action direct de ces agents sur l'hématose. (Les principales preuves pouvant être fournies par ce qui précède, je passe celles qu'on trouverait ici (1) et je continue la citation.)

Mais si les médicaments employés pour modérer la sensibilité et la contractilité appartiennent généralement à la classe que désignerait ma théorie, il s'en faut beaucoup qu'ils soient toujours les meilleurs de ceux qu'elle indiquerait; il s'en faut davantage encore qu'ils soient administrés comme elle l'exigerait et convenablement associés.

Il ne suffit pas, dans ces maladies, d'administrer sans règle : des éthers, du chloroforme, du musc, du camphre, des composés cyanhydriques, des composés de zinc et de bismuth, de l'acide carbonique (potion de Rivière), des arsenicaux, des mercuriaux, etc.; il importe d'arriver par leur moyen, et souvent d'arriver vite, à rendre le sang suffisamment anesthésique pour qu'il apaise la douleur et arrête les contractions involontaires ; car, je le répète, ce ne sont pas ces agents qui guérissent les maladies nerveuses, qui exercent sur elles une action spécifiqne : l'agent de la guérison, le véritable spécifique, c'est le sang amené par eux en voie d'hématose convenablement ralentie, et maintenu quelque temps à cet état. Or, on le conçoit, employés empiriquement, sans que l'opérateur ait eu conscience de l'action immédiate qu'il produisait, et lors-

(1) Ces répétitions auraient pourtant leur avantage. Outre qu'elles offriraient parfois une version plus complète, plus saisissante que celle qui s'est présentée à l'esprit postérieurement, elles montreraient avec quelle évidence le principe est depuis longtemps prouvé ; elles feraient sentir, par suite, combien le mauvais état de notre organisation scientifique rend souvent difficiles les progrès scientifiques les plus importants.

qu'il ne remplissait que par hasard les conditions indispensables, ils ont nécéssairement échoué dans une multitude de cas, où ils auraient obtenu d'excellents résultats, si le mode d'administration avait été convenable.

Quant à moi, après avoir examiné avec grand soin la médication employée pour diminuer la sensibilité et la contractilité; après avoir constaté que les effets les plus avantageux sont obtenus par les agents que mes connaissances chimiques, mes nombreuses expériences sur les antiputrides me présentaient comme étant, parmi ceux qu'on emploie, les modérateurs les plus actifs de l'hématose; après avoir vu, par l'examen attentif des faits, que les conditions trouvées les plus avantageuses pour amener la guérison, sont les plus avantageuses pour amener l'altération de l'hématose (1); après avoir reconnu que les moyens mécaniques, naturels ou artificiels, qui déterminent profondément cette altération sont, dans un grand nombre de cas, arrivés à produire d'excellents résultats; après avoir considéré le temps si long pendant lequel, malgré tant d'éléments de succès, on laisse souvent encore se prolonger des accidents nerveux que, suivant toute probabilité, calmerait avec une extrême promptitude un sang rendu suffisamment anesthésique; quant à moi, je le répète, si j'osais exposer toute ma conviction, je dirais : Le jour où l'on sentira enfin que les sciences physico-chimi-

(1) Bien que, pour guérir radicalement les maladies nerveuses, souvent il ait suffi, tantôt de rendre pendant quelques heures le sang convenablement veineux, convenablement sédatif, tantôt de répéter un certain nombre de fois la médication, lorsque les accidents se présentaient; cependant l'état de fluidité du sang, qui paraît souvent provoquer ces maladies, semble montrer que la médication des accidents nerveux ne doit pas, en général, être employée d'une manière continue, mais seulement lorsqu'il importe de prévenir ou de calmer les accidents. Dans l'intervalle, le traitement, tout opposé, aurait pour but de relever la constitution générale.

ques, si négligées dans les études médicales, sont à la physiologie, sont à la matière médicale, sont à la thérapeutique, sont à l'hygiène, sont à la toxicologie, ce que l'anatomie elle-même est à la chirurgie ; le jour où les effets d'un sang rendu suffisamment veineux, suffisamment désoxygéné, suffisamment protégé contre l'action de l'oxygène, suffisamment anesthésique, seront enfin utilisés avec connaissance de cause dans la pratique médicale, la médecine aura réalisé, à l'égard du traitement des maladies nerveuses, un des progrès qui marqueront le plus dans ses annales.

Addition aux extraits précédents du Mémoire de 1853.

Employer dans l'éclampsie le chloroforme ou un autre anesthésique, quand déjà on avait depuis longtemps mis en usage l'éther sulfurique, ce n'était pas faire une découverte ; préciser les conditions essentielles à la réussite, c'était en faire une importante, puisque jusqu'alors la réussite n'avait pas lieu dans un très-grand nombre de cas.

Or, on vient de le voir, ma doctrine renferme deux chefs principaux :

1° La découverte d'un pouvoir commun expliquant les propriétés physiologiques et thérapeutiques des agents nombreux, en apparence complétement différents, mis en usage dans les maladies nerveuses.

2° La découverte des conditions essentielles à remplir pour assurer la réussite, c'est-à-dire la découverte de ce fait : On doit, au besoin, savoir employer des doses très-élevées et assez longtemps soutenues pour maintenir le sang à l'état où il modère efficacement la sensibilité et la contractilité.

Sur ce dernier chef, qu'ont montré les expériences et

les observations postérieures? On le voit partout aujourd'hui, quantité d'agents antiputrides : les arsenicaux, les antimoniaux, le sesquichlorure de fer, la vératrine et ses composés, le bromure de potassium, tel qu'il est modifié dans le sang, divers anesthésiques par inspiration, ont offert une confirmation de plus en plus éclatante de mes principes. Ayant en vue l'éclampsie, dont il a été particulièrement question, je me bornerai à citer les faits relatifs à l'emploi des anesthésiques volatils dans son traitement. Sur ce sujet, les observations les plus précises, récemment venues à ma connaissance, ont été publiées par M. Alfred Liégard, de Caen (1). Les voici :

« L'expérience de tous les siècles et le raisonnement fondé sur cette expérience nous démontrent que les moyens les plus puissants, pour remédier aux crises nerveuses en général, sont tirés de la classe des narcotiques et des antispasmodiques; de plus, depuis quinze ans au moins (2), des faits très-nombreux nous ont prouvé que les *anesthésiques* ont aussi, et tout spécialement dans l'éclampsie, une très-grande et très-prompte efficacité.

» Les médecins américains ont publié bon nombre de cas d'éclampsie fort graves chez de jeunes enfants, dans lesquels le chloroforme avait suspendu les convulsions et amené une prompte guérison. Nous avons dit déjà l'analogie, la similitude même qui existe entre *l'éclampsie et l'hystérie;* or, *dans ces dernières années*, les inhalations de chloroforme ont été conseillées et employées dans les accès de cette terrible névrose, et jusqu'à présent elles ont

(1) Voir le *Tribune médicale* du 16 août 1868.

(2) Ce serait à peu près suffisant, puisque mon Mémoire a été communiqué à l'Académie des sciences en 1853 et publié seulement en 1854; mais où sont les preuves de M. Liégard? Chacun le comprend, une pareille assertion est sans valeur quand elle vient d'un homme qui ne s'est fait connaître par aucune invention; elle sent le pillard, quand elle vise à procurer une priorité sur une invention réelle.

joui de l'heureux privilége de n'avoir soulevé contre elles aucune opposition sérieuse. Les observations de succès dans ce cas se multiplient chaque jour, et nous pourrions en rapporter deux très-remarquables que nous avons communiquées, il y a quelques années, à la Société de médecine de Caen, dans lesquelles des accès très-violents et très-prolongés, qui avaient été évidemment exagérés par les saignées, ont cédé, comme par enchantement, au *sommeil complet provoqué et entretenu pendant* 30 *à* 40 *minutes* par ces salutaires inhalations...

» Proclamons-le hautement, le chloroforme est le remède en qui le praticien doit mettre toute son espérance, et auquel il doit se hâter de recourir au plus tôt. Nous l'avons vu agir en potion, en lavement et surtout en inhalations, avec une telle puissance, une telle efficacité, qu'il semble véritablement doué d'une action toute spéciale, nous avons presque dit d'une sorte de spécificité dans ce genre de convulsions ; et nous avons la conviction que, dans un temps qui n'est pas éloigné, de même qu'aujourd'hui l'idée de *syphilis* fait naître dans l'esprit des médecins celle de *mercure*, de même tous les accoucheurs associeront à la pensée de l'*éclampsie* celle du *chloroforme* comme son remède souverain.

» Disons tout de suite *comment les inhalations doivent être employées pour en assurer le succès.*

» Nous avons vu... le chloroforme prescrit de la manière suivante : *Le faire respirer au commencement de chaque nouvel accès.* Par ce moyen, les crises se calmaient immédiatement, mais elles n'étaient pas complétement supprimées, et, le plus souvent elles ne tardaient pas à se manifester de nouveau. Ce mode d'emploi était évidemment insuffisant.

» Or, voici comment nous avons constamment administré le chloroforme, et comment nous conseillons d'en user : Aussitôt qu'une crise se déclare, ou bien même (ce qui est mieux, comme nous l'établirons bientôt), lorsqu'elle n'est encore qu'imminente, nous déterminons au plus tôt *une anesthésie complète*, puis, par de nouvelles doses versées dans le cône du mouchoir, nous *entretenons le sommeil, s'il le faut, pendant plusieurs heures de suite*, jusqu'à ce que le travail de l'accouchement soit terminé ; nous avons pu continuer ainsi les inhalations sans les interrompre un seul instant, pendant six heures entières, sans le plus léger inconvénient, et sans qu'aucune crise se soit manifestée de nouveau ; en outre, la convalescence a été généralement franche et rapide (1)...

» Nous avons insisté particulièrement sur la puissance merveilleusement curative des inhalations de chloroforme, et sur la meilleure manière de les administrer ; nous avons vu que, dans l'éclampsie déclarée, dans le cas où les accès ont commencé avec plus ou moins de violence et de fréquence, *il ne suffit pas de faire respirer timidement quelques gouttes de chloroforme au commencement de chaque accès*, mais qu'au contraire *il faut produire une anesthésie complète, profonde, prolongée ;* il faut, comme l'a si justement et si énergiquement dit M. le docteur Helland, de Lyon, *il faut, et c'est la condition indispensable de l'efficacité* héroïque de ce précieux agent, *que les malades en soient saturées.* Dans ces conditions, les faits surabondent maintenant pour le démontrer, nous affirmons que la guérison de l'éclampsie est la règle, et la mort l'exception.»

Voilà, certes, qui est très-bien : on ne saurait avoir mieux

(1) « Toutes les fois que nous avons pu intervenir dès le principe, avant le deuxième ou le troisième accès, la femme, à son réveil, n'accusait aucune céphalalgie, et ne présentait aucun signe de congestion ni d'épanchement sanguin ou séreux : preuve nouvelle que ces lésions ne sont point la cause, mais la conséquence des accès d'éclampsie violents et répétés. »

compris, mieux vérifié l'exactitude de mes indications. Et cela permet de croire, avec une conviction croissante, qu'en agissant au besoin d'une manière analogue dans quantité d'autres maladies nerveuses, on obtiendra, comme ma théorie conduit à le penser, des résultats analogues. Mais alors ne serait-il pas temps de songer à l'inventeur, de lui laisser au moins l'honneur de sa découverte? Eh! non, lecteur, ce n'est plus ainsi. Aujourd'hui, si la découverte est importante, il est temps pour chacun de prendre sa part. Voilà comment on agit. Voilà comment on agira dans tous les pays où des corporations, se recrutant elles-mêmes, seront supposées avoir le privilége du talent, de la loyauté, et où, par des entraves sans nombre apportées au progrès comme à la vulgarisation des sciences, les principaux juges du mérite seront, en général, des ignorants ou des hommes d'incapacité en matière scientifique. Prodiguer les encouragements, les éloges, les honneurs à l'incapacité, n'est-ce pas la conduire à l'immoralité?

IV

Mode d'action de l'éther, du chloroforme et, en général, des substances anesthésiques.

Note publiée en 1856, dans plusieurs journaux, par M. le Dr Boucard, pour résumer et faire connaître ma théorie sur les anesthésiques.

Lorsque l'éther et le chloroforme furent présentés comme anesthésiques, ils obtinrent un succès dont retentit l'Europe entière. Quoi de plus merveilleux, au premier abord, que de pouvoir à volonté suspendre la sensibilité, suspendre les mouvements volontaires, et les rappeler ensuite comme par une sorte de résurrection ! De toutes parts arrivaient les récits d'expériences entreprises ; les opérations chirurgicales devenaient plus faciles pour l'opérateur, la douleur disparaissait pour l'opéré.

Le premier sentiment d'admiration satisfait, on en vint aux explications. Comment agissaient ces merveilleuses substances? D'où leur venait cette importante propriété? Deux causes très-différentes furent assignées :

L'action directe sur le système nerveux ;

L'action directe et primitive sur le sang.

Chacune a ses partisans distingués, et ce point de thérapeutique reste encore en litige. Cherchons, par une discussion impartiale, à faire ressortir la vérité en la dégageant de l'erreur.

Un habile anatomiste, M. Serres, met des nerfs à découvert et les soumet à l'action de l'éther liquide ; il obtient :

D'une part, l'abolition immédiate de la sensibilité, non-seulement dans les points soumis à l'action directe du liquide, mais encore dans les radiations qui émergent des nerfs au-dessous de ces points ;

D'autre part, la perte de contractilité des muscles auxquels les nerfs se distribuent.

Un physiologiste très-distingué, M. Longet, au lieu d'employer l'éther liquide, met en usage la vapeur d'éther; il voit les nerfs dénudés perdre momentanément, sous l'influence de cette vapeur, la propriété d'entretenir la sensibilité et la contractilité.

Plusieurs savants, MM. Coze (de Strasbourg), Blach et Ragski, supposant toujours l'action des anesthésiques sur le système nerveux, la réduisent à une sorte de compression mécanique : les anesthésiques, substances très-volatiles, se trouvant à une température assez élevée dans la circulation, seraient là en majeure partie sous forme de gaz ; le gaz, doué de tension, irait exercer une pression sur les centres nerveux, et cette pression déterminerait l'anesthésie, comme il arrive dans la compression cérébrale.

Un chirurgien éminent, M. Jobert (de Lamballe), prend les animaux anesthésiés ; il les soumet à l'action des courants électriques, constate des résultats heureux et conclut que, l'électricité agissant d'une manière directe sur le système nerveux, l'anesthésie doit, elle aussi, avoir exercé une action directe sur le même système.

D'après les faits qui précèdent, personne ne doute que les phénomènes de l'anesthésie ne soient dus à une action directe des anesthésiques sur le système nerveux. L'opinion est généralement acceptée et partout professée.

Cependant, un habile chimiste, M. Edouard Robin, expérimentait en silence et consignait, dans des travaux adressés à l'Académie des sciences (1), le fruit de ses belles recherches. Toutes concouraient à rendre compte des résultats obtenus. A des données plus ou moins hypothétiques, elles substituaient une ingénieuse et savante théorie, donnant une explication toute simple du mode d'action des anesthésiques, permettant d'en découvrir facilement de nouveaux, et présentant les applications les plus importantes au traitement des maladies nerveuses, des maladies inflammatoires, et au mode d'action des poisons.

Pour lui, plus d'action directe des anesthésiques sur le système nerveux ; l'action tout entière s'exerce sur le sang, et c'est le sang modifié, qui, modifiant l'action nerveuse, détermine l'anesthésie.

Voici comment. Partant de ses nombreuses et importantes recherches sur la conservation des matières animales mortes et sur les fermentations en général (2), il fait voir :

(1) Voir *Mode d'action des anesthésiques par inspiration ; moyens de prévoir quels agents peuvent en jouer le rôle, d'en composer de nouveaux et de modifier leurs propriétés suivant les indications* ; par M. Edouard Robin. Paris, 1852, chez J.-B. Baillière.

(2) Voir *Comptes rendus de l'Académie des sciencee*, t. XXXI, p. 720, son *Mémoire sur des nouveaux procédés et de nouveaux agents de conservation des matières animales et végétales.*

Que, *contrairement à ce qu'on avait admis*, la putréfaction consiste essentiellement, *et du commencement à la fin*, en une combustion lente des matières organisées, opérée par l'oxygène humide ;

Que l'activité de la putréfaction de ces matières est régie par l'activité de la combustion lente dont elles sont le siége ;

Que, d'après les plus illustres chimistes, la respiration des animaux consiste en une combustion incessante exercée dans le sang par l'oxygène humide ; en sorte que la combustion lente, destructive après la mort, devient, pendant la vie, nécessaire à l'entretien de l'activité ;

Que, d'après ses recherches particulières, il en est, quant au rôle de l'oxygène, de la respiration des végétaux comme de celle des animaux (1).

Qu'enfin, dans l'ensemble des animaux, dans l'ensemble des végétaux, il existe, aussi d'après ses recherches, un rapport manifeste entre l'activité des phénomènes de la vie et l'activité de la respiration (2), c'est-à-dire de la combustion lente effectuée dans les fluides de l'économie animale.

« Ainsi donc, dit M. Robin, constamment nécessaire à la naissance et à l'activité de la vie, la combustion lente devient, après la mort, constamment nécessaire à la naissance et à l'activité de la putréfaction. Si, pendant la vie, la combustion est entièrement bienfaisante, c'est qu'elle s'exerce sur des parties qui se renouvellent, et par suite qui offrent à son action un aliment toujours nouveau, toujours suffisant. Ces parties protègent le reste de l'organisme contre la combustion qui l'atteindrait bientôt, et la chaleur ou le fluide

(1) Voir *Rôle de l'oxygène dans la respiration et la vie des végétaux, et dans la statique des engrais*, etc, Paris, 1852, chez J.-B. Baillière.

(2) Voir d'une part, le mémoire inséré dans la *Revue scientifique*, t. XXXVI, p. 97 ; d'autre part, l'opuscule intitulé : *Rôle de l'oxygène dans la respiration et la vie des végétaux*.

nerveux qu'elle développe devient l'agent qui met en jeu la machine organisée, la force qui l'anime, le principe de sa vie.

» Après la mort, outre que la combustion n'est plus la même que pendant la vie, l'action s'opère sur des parties qui ne se renouvellent plus : la combustion, au lieu de rester limitée, envahit le mécanisme entier; elle en opère la désorganisation, la transformation générale, qu'on nomme putréfaction.

» D'ailleurs, par son activité plus ou moins grande, la combustion lente régit constamment l'activité plus ou moins grande et des phénomènes de la vie et des phénomènes de la putréfaction. En sorte que, soit dans leur naissance, soit dans leur activité, la vie, comme la putréfaction, exigent constamment la combustion lente et lui sont constamment subordonnées.

» Empêcher après la mort la combustion lente des matières organisées, c'est les soustraire à toute altération putride; empêcher pendant la vie la combustion lente des fluides, c'est déterminer la mort par une sorte d'asphyxie. D'une autre manière, ce qui conserve après la mort tue pendant la vie. Ralentir après la mort la combustion lente des matières organisées, c'est ralentir pendant la vie la combustion lente qui s'effectue dans les fluides, c'est diminuer la sensibilité, diminuer la contractilité et ralentir tous les phénomènes de la vie.

» En un mot, toutes les substances qui, après la mort, protégent les matières organisées contre la putréfaction, contre la combustion lente, exercent contre cette combustion la même protection pendant la vie, et sont, à haute dose, des poisons faisant mourir par asphyxie; à dose compatible avec la vie, des modérateurs de son activité, c'est-à-dire des sédatifs, tant dans les névroses que dans les maladies inflammatoires. »

Or, les règles établies par M. Robin lui présentent l'éther, le chloroforme et tous les agents analogues comme appartenant à la grande classe des antiputrides ; il expérimente et constate, en effet, les phénomènes de conservation les plus remarquables. La conservation n'a pas lieu seulement dans les substances prises à l'état liquide, elle s'opère par l'intermédiaire de l'eau, comme aussi, malgré la présence de l'air, *dans des vases clos d'une capacité considérable où une petite quantité de liquide répand ses vapeurs* (1).

D'après l'expérience, comme d'après la théorie, voilà donc les anesthésiques rangés dans la grande classe des antiputrides ; partant, on l'a vu, dans la grande classe des agents qui, protecteurs contre la combustion lente, conservent les matières organisées après la mort, modèrent ou interrompent l'exercice de la respiration pendant la vie, et par là deviennent, suivant la dose, *anesthésiques* dans les

(1) La conservation par l'éther sulfurique en vapeur, résultat de mes expériences publiées en janvier 1850, a été constatée de nouveau en 1868, par M. Stanislas Martin (*Comptes rendus de l'Académie*, t. LXVI, p. 369). La viande de bœuf est restée aussi rose que le premier jour : aucun liquide ne s'en est écoulé ; chaque morceau pesait 1 kilogramme. Comme secrétaire perpétuel, M. Dumas a communiqué le fait à l'Académie et l'a présenté comme nouveau, très-riche d'avenir : aucun membre n'a fait d'observation. Voilà donc comment aujourd'hui on raconte l'histoire... à l'Académie des sciences ! Comment n'être pas extrêmement surpris de voir une société savante qui, après avoir reçu de l'inventeur, quatre ou cinq fois, sous des formes différentes, la communication d'un fait aussi intéressant en lui-même, dans ses nombreuses applications, que celui du pouvoir conservateur exercé sur les matières animales par l'éther, par tous les anesthésiques, tant sous forme liquide que sous forme de vapeur ; après avoir pu lire ce fait publié dans une douzaine de journaux ; après l'avoir soumis à l'examen de plusieurs commissions, semble n'être pas arrivée, au bout de bientôt vingt ans, à en posséder la connaissance ; et qui, finalement, ne se décide à lui trouver de l'importance que lorsqu'il vient à être reproduit, d'une manière incomplète, sans aucune application, par un homme dont tout le mérite s'est borné à vérifier l'exactitude d'un cas particulier ! (Voir les *Mondes* pour 1868, tom. XVI, p. 383.)

opérations chirurgicales, *sédatifs* dans les névroses et les maladies inflammatoires, enfin *toxiques*, faisant mourir par asphyxie.

Que l'on considère, dit M. Ed. Robin, soit les phénomènes produits par les anesthésiques employés à haute dose pendant la vie, soit la mort qu'ils déterminent, on trouve essentiellement les caractères de l'asphyxie.

Comme dans l'asphyxie, la sensibilité et la contractilité s'affaiblissent graduellement et finissent par disparaître.

Les précautions exigées par l'emploi des anesthésiques, les moyens de remédier à leurs effets funestes, sont ce qu'ils seraient si ces agents déterminaient une asphyxie.

Conformément à ce qui arrive dans l'asphyxie, les animaux des différentes classes résistent d'autant plus fortement à l'action des anesthésiques que leur circulation et leur respiration présentent moins d'activité.

Dans une même classe, les petites espèces résistent moins que les grandes.

Dans les classes différentes, plus la respiration est active, plus aussi la mort est rapide. Les oiseaux sont anesthésiés plus promptement que les mammifères, et les mammifères plus promptement que les reptiles.

En toute classe, chaque individu offre d'autant moins de résistance à la mort que son hématose avait plus d'activité au commencement de l'expérience, et que celle-ci est plus rapidement conduite.

Comme dans l'asphyxie, le système veineux, est, à la mort, gorgé d'un sang plus ou moins noir.

Comme dans l'asphyxie, le sang est généralement fluide; comme dans l'asphyxie, le cœur est l'*ultimum moriens*.

Comme dans l'asphyxie par la foudre, par l'acide cyanhydrique à dose un peu élevée, par les agents, en un mot, qui modèrent ou arrêtent la combustion lente, on voit la sensibilité et la contractilité disparaître plus rapidement que dans la plupart des genres de mort dus à des causes non toxiques.

Et ce qui prouve bien que tous ces effets sont dus primitivement à une protection exercée contre les phénomènes de combustion lente, c'est que non-seulement le sang d'un animal anesthésié résiste à la putréfaction plus longtemps que le sang normal, mais qu'il en est de même du cadavre entier, quand la mort est produite par un anesthésique pris à dose un peu forte pendant la vie.

Que dire maintenant de l'action directe attribuée aux anesthésiques sur les nerfs ? Que répondre aux observations rassemblées pour l'établir ?

A M. Serres, M. Edouard Robin répond : L'éther liquide exerce, il est vrai, une action directe sur les nerfs, mais, vous l'avez reconnu vous-même, elle n'est point passagère comme celle qui caractérise l'éthérisation ; elle s'est, en général, montrée permanente.

A tous ceux qui attribuent le pouvoir anesthésique à une action directe, passagère ou non, produite sur les nerfs, soit par les anesthésiques liquides, soit par leurs vapeurs, il répond : Les nerfs contiennent du sang ; c'est par l'intermédiaire des vaisseaux sanguins contenus dans le névrilème qu'est modifiée l'action nerveuse.

Il ajoute : si l'anesthésie résulte d'une action directe sur les nerfs, elle cessera d'être produite sur les animaux auxquels on n'accorde plus de système nerveux ; elle n'aura pas lieu sur les végétaux, et l'expérience montre que, comme il arriverait si les anesthésiques apportaient une opposition aux phénomènes de combustion lente nécessaires à la vie et dans les animaux et dans les végétaux, ces agents exercent leur action et sur les animaux de toute classe, et même sur les végétaux.

A ceux qui voient dans l'anesthésie une compression

mécanique des centres nerveux, il répond : si les phénomènes avaient lieu par suite de compression,

1° Une turgescence générale apparaîtrait dans l'anesthésie confirmée ; c'est l'inverse qu'on observe ;

2° Plus les anesthésiques seraient volatils, plus aussi ils pourraient promptement exercer la compression nécessaire à l'apparition des phénomènes ; et là encore l'inverse s'est présenté. C'est ainsi que l'éther, beaucoup plus volatil que le chloroforme, est beaucoup moins actif.

A ceux enfin qui, par suite des bons résultats que leur a fournis l'électricité, admettent une action directe sur le système nerveux, il répond : l'utilité des courants électriques n'est pas plus grande dans l'anesthésie que dans l'asphyxie, et puisque l'asphyxie, qui dépend évidemment d'une action directe sur l'hématose, est avantageusement traitée par le galvanisme, il n'y a en rien lieu de conclure que l'anesthésie n'est pas due à une cause analogue.

Le fait semble donc incontestable ; on ne saurait apporter de preuves sérieuses à l'appui de la prétendue action directe et fugitive des anesthésiques sur le système nerveux ; tout, au contraire, concourt à montrer qu'une action directe est exercée par ces agents sur le fluide sanguin, et que c'est ce fluide, en voie de combustion ralentie, qui, comme dans l'asphyxie ordinaire, arrive à produire la perte de sensibilité et de contractilité constituant l'anesthésie.

Telle est la doctrine sur laquelle j'ai cru devoir attirer l'attention de mes confrères. Je l'ai fait avec d'autant plus de confiance, que cette théorie, citée depuis longtemps par M. le professeur Bérard, vient d'être adoptée aussi par M. Mialhe.

Dans l'ouvrage qu'il vient de publier (*Chimie appliquée à la physiologie et à la thérapeutique*, p. 29), M. Mialhe dit : « Le chloroforme, l'éther sulfurique n'ont rien de vénéneux par eux-mêmes ; dès qu'ils sont introduits dans le courant circulatoire, ils déplacent l'oxygène du sang, *arrêtent la combustion*, et suspendent la vie plus ou moins longtemps. » Ces paroles, on le voit, résument en partie les doctrines thérapeutiques de M. Ed. Robin concernant les anesthésiques par inspiration. Dr J. BOUCARD.

Afin de compléter l'analyse qui précède, et de mieux faire voir la source où a puisé M. l'agrégé Mialhe, je reproduis la note suivante :

Note adressée à l'Académie des sciences le 31 octobre 1853, et renvoyée à l'examen de la commision des prix de médecine et de chirurgie, déjà saisie de mon travail sur la même question.

Mes recherches sur les anesthésiques ayant été présentées au concours pour les prix de médecine et de chirurgie, je crois utile de donner à l'Académie mon appréciation des travaux parus depuis leur publication, et attaquant plus ou moins directement mes doctrines.

Réponse aux communications de M. Baudens et de M. Jobert, de Lamballe.

Les anesthésiques n'exercent d'action ni sur le sang, ni sur les phénomènes de combustion dont il est le siége ; *l'action s'exerce directement sur le système nerveux !* Comment est prouvée cette assertion des habiles chirurgiens ?

M. Baudens se contente de recueillir et de commenter avec intérêt ce qu'on avait dit sur les règles à observer dans l'emploi du chloroforme.

Quelle raison apporte M. Jobert ? Chacun croirait que si l'anesthésie résulte d'une asphyxie, il sera tout naturel de lui appliquer le traitement des asphyxies. M. Jobert, lui, raisonne autrement. Il montre l'anesthésie cédant, d'une manière remarquable, à l'un des plus puissants moyens employés contre les asphyxies (les courants électriques), et la conclusion, c'est que l'anesthésie n'a aucun rapport avec l'asphyxie, mais provient d'une action exclusive et directe de l'agent anesthésique sur le système nerveux. Qu'aurait donc conclu l'habile chirurgien s'il était parvenu à montrer que l'anesthésie est facilement guérie par un moyen impropre à guérir les asphyxies?

Une autre assertion de M. Jobert : « Les anesthésiques n'agissent pas, comme on l'a prétendu, en modifiant la nature du sang, et, par suite, sa couleur, puisque le chloroforme ne fait éprouver à ce liquide aucun des changements dont il s'agit » (*Comptes rendus*, t. XXXVI, p. 1031).

Le sang propre à entretenir la vie ne se compose pas seulement d'eau, de matières minérales et de matières organiques; il est inerte s'il n'est pas entretenu en combustion incessante par l'oxygène.

La physique enseigne qu'en pénétrant dans le sang par inspiration, les vapeurs anesthésiques laissent introduire moins d'air, moins d'oxygène, qu'il n'en pénètre à l'état normal. Elle enseigne que, lorsqu'une substance soit gazeuse, soit répandant beaucoup de vapeurs, se trouve dans un liquide, elle s'oppose plus ou moins à la pénétration des autres gaz propres à s'y introduire sans contracter de combinaison chimique.

Il est bien reconnu, par exemple, que la vapeur d'eau chasse les gaz interposés dans son liquide et s'oppose à leur pénétration. Dans l'espèce, il est bien reconnu :

Que l'hydrogène et l'azote chassent l'acide carbonique interposé dans le sang (1);

Que l'acide carbonique injecté dans le système veineux, et dissous dans le sang, empêche pendant quelque temps ce liquide de reprendre dans le système capillaire du pou-

(1) Expériences de M. Magnus, *Ann. de chim. et de physiq.*, t. LXV, p. 34.

mon la couleur vermeille propre au sang artériel (*Expériences de Nysten*);

Que l'éther, mis dans du sang artériel d'un rouge prononcé, lui donne une couleur foncée, plus ou moins semblable à celle du sang veineux; et que, si l'on tire du sang veineux d'un animal éthérisé, si l'on met le liquide dans un verre au contact de l'air, il rougit plus difficilement que celui d'un animal non éthérisé.

Quant au chloroforme, est-il rationnel d'exiger qu'il produise ces deux effets aussi bien que l'éther, lorsqu'il donne moins de vapeurs, et que, comme l'azotate de potasse, il teint, pour ainsi dire, le sang et la chair musculaire en rouge?

Mes expériences le montrent d'ailleurs, les divers anesthésiques par inspiration protégent les matières animales contre la putréfaction, c'est-à-dire contre la combustion lente, partant contre l'exercice de la respiration, et les effets sont déjà produits par les doses qui déterminent l'anesthésie (1).

Dans de telles circonstances, l'action des anesthésiques sur le sang n'est-elle donc pas un fait incontestable, et non une de ces hypothéses qu'on peut à volonté admettre ou rejeter?

V

Sur la cause vraie, jusqu'ici inconnue, du rapport qui existe souvent entre le degré de froid et l'abondance de la matière cornée extérieure sécrétée sous forme de poils, d'écailles de substance cornée ordinaire ou de plumes.

D'une manière générale, sur un moyen scientifique nouveau propre à faire prévoir le degré d'activité de cette sécrétion, et, quelles que soient les conditions de température, à la faire varier plus ou moins suivant la volonté de l'homme (2).

On l'a observé depuis longtemps, la fourrure, dans cha-

(1) Voir la note précédente.

(2) En août 1868, ce Mémoire a été communiqué aux Académies de sciences de Belgique et de Madrid.

que ordre des mammifères, est en général beaucoup plus épaisse en hiver qu'en été, dans les pays froids que dans les pays chauds, et c'est particulièrement le duvet qui varie ainsi avec la température.

Quelle est la cause de ces variations? On a vu là une prévoyance de la nature : elle rendrait le vêtement épais quand l'animal a besoin d'être fortement couvert; elle rendrait le vêtement léger quand un vêtement épais serait trop chaud. D'une autre manière : *Dieu ferait la robe suivant le froid;* et l'on s'en est tenu là : pourquoi, en effet, aurait-on fait des efforts pour trouver une explication que l'on croyait avoir?

Je viens montrer que le fait général, présenté comme il résulte de l'hypothèse reçue, serait souvent faux, et qu'il ne laisse pas apercevoir l'explication vraie. Je viens donner celle qui, pour l'homme de science, ressort de l'ensemble des faits acquis ; faire sentir qu'elle les offre sous un jour plus éclairé; qu'elle rend l'esprit plus satisfait ; qu'elle conduit, en outre, à comprendre et à prévoir d'autres faits généraux d'un égal intérêt, dont l'explication, réellement scientifique, n'avait pas même été entrevue jusqu'ici.

Cette cause rationnelle est donc très-étendue. La voici : chez les mammifères, chez les oiseaux et, sans doute, chez les reptiles et les insectes, il existe un rapport direct, tout naturel, entre l'abondance des matières cornées ou analogues sécrétées à l'extérieur sous forme de poils, d'écailles, de substance cornée ordinaire ou de plumes, et l'activité de la respiration, la quantité de chaleur produite, partant la quantité de matière alimentaire nécessaire à l'entretien d'une vie s'opérant dans les conditions normales.

Afin de le prouver, je vais passer en revue les diverses influences qui font varier l'activité de la respiration et la production de matière cornée.

Influence de la taille.

Lorsque je composai les Mémoires qui entrent dans ma brochure sur la vieillesse, un grand nombre de considérations et de faits acquis me firent regarder la taille comme étant, dans chaque ordre, et surtout dans chaque tribu des mammifères et des oiseaux, le caractère qui traduit le mieux l'activité de la respiration, la production de chaleur et la consommation alimentaire. MM. V. Regnault et Reiset entreprirent postérieurement, sur un bon nombre d'animaux de différentes classes, des expériences qui, jointes aux expériences antérieures de M. Letellier, etc., montrèrent la consommation d'oxygène et la production d'acide carbonique plus grandes, à poids égaux, chez les animaux de petite taille quechez ceux dont le corps est développé. Alors, on se rendit à l'évidence, et l'on admet aujourd'hui que la taille a, en effet, toutes choses égales et dans chaque ordre des animaux à sang chaud et des insectes, le caractère que je lui avais assigné comme moyen de faire prévoir le degré d'activité de la respiration.

Eh bien, si l'on passe en revue les mammifères et les oiseaux, on voit leur taille présenter ordinairement, avec l'abondance dans la sécrétion de matière cornée extérieure, le même rapport qu'avec l'activité de la respiration, de la calorification et de la consommation alimentaire. Ce qui revient à dire : toutes choses égales, dans les cas où la taille fait augmenter l'activité respiratoire, elle fait augmenter la production de matière cornée ; dans les cas où elle fait diminuer l'activité respiratoire, elle fait diminuer la production de matière cornée.

Considère-t-on les pachydermes : leurs petites espèces, à grande production de chaleur, à grande consommation alimentaire, apparaissent avec un corps couvert de poils; leurs grandes espèces : hippopotame, rhinocéros, proboscidiens, où à poids égaux la production de chaleur et la consommation alimentaire sont faibles, ne laissent voir qu'une peau nue ou presque nue : presque nue dans le rhinocéros, qui vit toujours environné d'air; plus nue dans l'hippopotame, qui reste longtemps sous l'eau sans avoir besoin de respirer, qui s'y trouve souvent, dont la vie aquatique exige, par suite, une respiration peu active, et dans les pachydermes proboscidiens, où la taille si grande se lie à une si grande lenteur dans les mouvements respiratoires et circulatoires (1). Considère-t-on les ruminants à cornes, on trouve les poils longs chez les petites espèces (moutons, chèvres, chamois) de nos climats; les poils courts chez les grandes espèces (girafes, bœufs). Considère-t-on les ruminants sans cornes, on voit également les poils devenir longs dans les petites espèces (vigogne, guanaco), et se raccourcir dans les grandes espèces (ex. : le chameau).

Enfin, quand on examine les oiseaux de grande taille, l'autruche, le casoar, le dronte, avec leurs courtes ailes, leur maigre duvet, il est difficile de ne pas admettre que chez eux la matière cornée des plumes est proportionnellement bien moins abondante que chez les oiseaux de petite espèce.

Influence de l'habitation jointe à celle de la taille.

Le rapport entre l'abondance de la matière cornée et l'énergie de la respiration est plus prononcé quand à l'influence de la taille se joint celle de l'habitation.

Les lièvres ne creusent pas de terrier, tandis que les lapins vont par paires dans des terriers profonds, où ils passent une grande partie du jour, la plus grande partie de leur vie; les premiers ont un pelage plus fourni que les seconds.

(1) Les éléphants, les rhinocéros et les hippopotames appartiennent, il est vrai, à des pays très-chauds, en sorte que l'influence du climat s'ajoute à celle de la taille ; mais on ne les voit pas se couvrir de poils dans les pays tempérés.

Une espèce de tapir, celle du tapir d'Amérique, est seulement de la taille d'un petit âne, mais vit habituellement dans les contrées *humides et chaudes* de l'Amérique, où l'hématose ne doit atteindre qu'une puissance médiocre; elle est remarquable par sa peau presque nue. Une autre espèce, habitant depuis un temps considérable les régions froides des Cordillères des Andes, peut avoir une respiration plus active; elle est revêtue d'une peau recouverte d'un poil long et noir.

Les carnivores amphibies passent la plus grande partie de leur vie dans la mer; ils viennent sur la plage seulement pour se reposer ou pour allaiter leurs petits; ils plongent souvent, souvent ils restent longtemps sous l'eau, ils ont le corps couvert de graisse, et, sans y être contraints, ils supportent des mois et plus la privation de nourriture. Toutes ces particularités n'indiquent-elles pas chez eux une respiration consommant peu d'oxygène, peu de matière alimentaire? Comme s'il en était ainsi, ils n'ont qu'un poil ras et serré contre la peau.

Encore plus rapprochés des poissons, les cétacés ont un séjour ordinaire et des habitudes qui, pour une période un peu longue, entraînent une consommation d'oxygène plus faible encore, à volume égal, que celle des animaux terrestres non fouisseurs, que celle même des carnivores amphibies. L'influence sur le pelage va donc se prononcer de nouveau si ma théorie est vraie; en effet, les cétacés n'ont plus, comme les animaux précédents, une peau garnie de poils ou d'écailles, leur peau est généralement nue. Et les cétacés ordinaires ou souffleurs, plus exclusivement aquatiques que les cétacés herbivores, paraissent aussi plus complétement dénués de poils que ces derniers. L'influence s'étend même à ces poils longs et raides qui, sous le nom de cils, bordent les paupières : ils manquent aux lamentins comme aux édentés aquatiques.

C'est chez les tortues fluviatiles, à respiration plus faible que les tortues terrestres, qu'on trouve une carapace dépourvue d'écaille ; c'est parmi les tortues marines, à respiration encore moins active, que se rencontrent les *spargis* qui, au lieu d'avoir le corps recouvert de lames cornées ou d'écailles, n'ont qu'une peau coriace semblable à du cuir.

Toutes choses égales, la respiration est plus active dans les lieux secs que dans les lieux humides ; et l'on a observé que l'épiderme, substance qui se rapproche de la matière cornée, est moins abondant dans les lieux humides que dans les lieux secs.

Les ongles des mammifères présentent une modification dans le même sens. Les espèces qu'on peut appeler terrestres ont des ongles plus ou moins forts ; ils diminuent dans les espèces aquatiques à mesure qu'elles peuvent moins abandonner les eaux. Ainsi, les loutres et les phoques ont encore des ongles à tous les doigts, mais ils sont peu développés. *Ex :* les phoques à oreilles. Les dugons, les lamentins, cétacés herbivores, en offrent de petits, mais tous les doigts n'en sont pas revêtus chez les lamentins (1). Plus aquatiques que les autres, les véritables cétacés en manquent complétement.

Sans comprendre à mon point de vue la raison des choses, un naturaliste intelligent et instruit, de Blainville, a laissé, au sujet des reptiles, des renseignements précieux dans la question dont il s'agit.

« Le séjour, dit-il, produit une influence sur l'épaisseur et la dureté de l'épiderme (des reptiles). Dans les *espèces terrestres*, il est renflé en turbercules souvent fort gros sur les membres et surtout au côté externe. Dans les *espèces demi-aquatiques*, ces turbercules sont beaucoup moins gros. Ils le sont encore moins et ne forment que de petites

(1) L'Éléphant a aussi moins d'ongles que de doigts.

plaques dans les *tortues marines* ou les chelonées proprement dites. Les trionyx ou tortues de fleuve ont l'épiderme presque lisse, et enfin les dermochélydes l'ont fort mince, en sorte que leur peau très-molle leur a valu le nom de tortues à cuir.

« L'existence, le développement et la forme des ongles sont également en rapport avec le séjour de l'espèce, ou mieux avec le sol sur lequel elle s'appuie (1). Ainsi, les *tortues terrestres* ont des ongles gros et obtus ; les tortues vaseuses les ont plus ou moins longs et pointus ; les *espèces fluviatiles*, comme les trionyx, les ont à peu près de même forme, mais tous les doigts n'en sont pas pourvus ; les *chélonées* en ont encore moins, puisqu'il n'y en a qu'un ou deux aux membres antérieurs comme aux postérieurs ; enfin les dermochélydes n'en ont pas du tout. » (*Organisation des animaux*, tome I, p. 131.)

Influence des sexes.

Chez les mammifères comme chez les oiseaux, l'analogie avec ce qui a lieu dans l'espèce humaine, les différentes particularités qui manifestent le degré d'activité de la respiration (2), portent à considérer l'intensité respiratoire comme plus grande chez le mâle que chez la femelle; la production de matière cornée traduit cette différence.

Dans les mammifères, on voit les poils, les crins, les cornes plus développés chez le mâle que chez la femelle. L'un des sexes seulement a-t-il des cornes ou des crins, c'est la femelle qui en est privée. Ainsi :

Dans l'espèce humaine et dans la race caucasique

(1) On le voit de reste, l'auteur est observateur et non explicateur.

(2) Chez les daims, le chevreuil, l'élan, etc., par exemple, les femelles mangent moins que les mâles. D'autres particularités se trouveront indiquées plus loin.

surtout, bien que la femme ait ordinairement les cheveux plus longs et plus épais que l'homme, néanmoins le sexe mâle est particulièrement le sexe poilu. Parmi les singes, l'orang-outang mâle et d'un âge convenable se distingue de la femelle par la barbe et par un poil plus long, plus toufftı. Dans l'espèce du lion, la crinière qui revêt la tête, le cou et les épaules du mâle manque chez la femelle. Dans l'espèce du phoque à crinière ou lion marin, le mâle seul est orné d'une crinière. La femelle du bison d'Amérique a les poils de toutes les parties antérieures du corps moins touffus et moins épais que ceux des parties correspondantes du mâle ; en général, dans les mammifères, on trouve plus de poils chez les mâles que chez les femelles.

Les cornes du bouquetin mâle sont plus longues que celles de la femelle. Le mâle du mouflon commun a de longues cornes ; la femelle en manque en général complétement. Les cornes des gazelles sont moins fortes aux femelles qu'aux mâles. Dans la race des moutons venus d'Espagne au Chili, les brebis n'ont pas de cornes ; il en est tout autrement pour les béliers : on en voit souvent qui en ont quatre et même six. Les observations sont analogues concernant nos moutons et quantité d'autres animaux.

Chez les oiseaux, les femelles fécondes et les jeunes se ressemblent ordinairement ; le mâle seul présente la richesse de couleurs, le développement de plumage, qui rendent si remarquables un grand nombre d'espèces. Dans le genre des coqs, par exemple, combien le plumage du mâle n'est-il pas plus fourni, plus développé que celui de la femelle ! Chez la chouette commune, chez quantité d'autres oiseaux, ne voit-on pas les aigrettes dont le mâle est orné manquer tout à fait à la femelle.

Parmi les oiseaux, il en est des ergots comme des poils et des cornes pour les mammifères : quand les deux sexes ont des ergots, c'est chez le mâle qu'ils sont plus développés ;

quand l'un des sexes seulement les possède, c'est la femelle qui en est privée.

Dans la classe des reptiles, la taille plus petite, les couleurs plus brillantes, la force et la vivacité plus prononcées chez les mâles que chez les femelles doivent aussi entraîner pour les premiers une production plus grande de matière cornée. Des différences analogues se rencontrent chez les insectes (1), et s'accompagnent réellement d'une plus grande proportion de cette matière : les antennes croissent plus longues au mâle qu'à la femelle; parfois les mandibules du premier sont considérablement plus développées ; dans plusieurs genres, il offre à l'abdomen un segment de plus.

Bien que dans la tribu des ruminants à cornes caduques ou bois, formée par le genre des cerfs, la matière des cornes diffère un peu de la substance cornée ordinaire, sa production est néanmoins soumise aux mêmes influences; en effet, les bois dont la tête du mâle est ornée manquent à la femelle, excepté dans une seule espèce, celle du renne, où du reste les cornes sont moins longues, moins larges et moins ramifiées que celles du mâle. Cette particularité, qu'on raconte sans la comprendre, n'est pas une exception à ma règle, elle en est, au contraire, une confirmation : on le verra plus loin.

Influence de la puberté et de la menstruation.

Tandis que, chez l'homme, la quantité d'acide carbonique exhalé des poumons, dans un temps donné, va croissant de huit à trente ans, et devient tout à coup très-grande à l'époque de la puberté, cet accroissement, chez la femme, cesse tout à coup à la puberté, en partie sans doute par

(1) Chez eux, le mâle est presque partout plus petit que la femelle, orné de couleurs plus éclatantes, plus vif dans ses mouvements, plus ardent dans les préliminaires de la copulation, et seul pourvu d'ailes quand l'un des sexes en est privé.

l'effet des règles : sa puissance respiratoire, hors les temps de grossesse, reste alors stationnaire tant que la menstruation conserve son intégrité. Quand arrive la suppression des règles, l'exhalation d'acide carbonique augmente brusquement d'une manière très-notable, puis elle décroît, comme chez l'homme, à mesure que la femme avance vers l'extrême vieillesse (MM. Andral et Gavarret).

Le système pileux manifeste d'une façon remarquable ces différences d'activité : la puberté, chez l'homme, est le signal du développement de la barbe et des poils ; la puberté, chez la femme, est bien l'époque où le système pileux acquiert tout le développement dont il est susceptible tant que dure la menstruation, mais, quelques régions exceptées, elle laisse le visage sans barbe et le corps presque sans poils. Il n'en est pas de même quand cesse la menstruation qui modérait la puissance respiratoire : souvent alors une barbe inopportune vient montrer trop clairement que le privilége n'est plus aussi complet.

Ce n'est pas dans l'espèce humaine seulement que la puberté entraîne chez les mâles un développement marqué de la puissance respiratoire, et qu'il s'accompagne d'une expansion générale avec plus grande production de matière cornée ; un effet analogue s'opère chez les mammifères et les oiseaux.

Influence de l'âge.

La vieillesse ralentit l'activité respiratoire ; la vieillesse, chez l'homme, apporte, dans l'accroissement des cheveux, beaucoup plus de lenteur que la jeunesse.

Influence du développement de l'organe respiratoire et de ses annexes.

Le fait est reconnu, la respiration, la calorification, la consommation alimentaire, sont plus actives chez l'oiseau que chez le mammifère; il suffit aussi de considérer le grand développement des plumes à l'égard de celui des poils, les mues qui les enlèvent, le rènouvellement qu'elles éprouvent, pour reconnaître que la quantité de matière cornée sécrétée pour le vêtement du corps est bien plus grande chez le premier.

Cette sécrétion beaucoup plus abondante, qui, toutes choses égales, soustrait beaucoup plus de matière minérale à l'oiseau qu'au mammifère, coïncide, relativement à la taille et malgré la plus grande activité des fonctions, à une durée de vie beaucoup plus longue chez le premier que chez le second. Les oiseaux de proie, qui, à taille égale, jouissent en général d'une vie considérablement plus longue que les gallinacés proprement dits, ont sur un corps fortement vêtu, de grandes ailes, permettant de se tenir longtemps dans les airs, de s'élever à de grandes hauteurs, tandis que les seconds sont remarquables par leurs courtes ailes, par leur vol peu élevé, lourd, pénible, et par un plumage moins fourni. D'après les principes établis dans mes Mémoires sur la vieillesse (1), il me paraît tout à fait rationnel d'attribuer cette plus grande longévité des oiseaux à une déperdition plus considérable de matière minérale qui retarde davantage l'incrustation et la vieillesse qu'elle concourt à déterminer. Il me paraît rationnel, en conséquence, de voir dans ce moyen, si remarquable, celui dont la nature fait usage quand elle veut allier, dans la vie, la durée à l'activité ; partant celui dont l'homme aurait le plus d'intérêt à s'emparer dans la mesure compatible avec son individualité particulière.

Qu'il en soit ainsi ou non, la respiration, la calorification et la consommation alimentaire, plus faibles chez les reptiles que chez les animaux à température constante, n'entraînent pas, chez les premiers, la production d'une aussi

(1) *Sur la vieillesse, la mort sénile et le développement de la taille.* Paris, 1854, chez J.-B. Baillière et Gauthier-Villars.

grande proportion de résidus de combustion considérés en général. Et, parmi eux, les batraciens, qui, pendant leur premier état, respirent par des branchies, à la manière des poissons, l'oxygène en dissolution dans l'eau; qui, pendant leur second état, peuvent souvent se contenter, en hiver, de la seule respiration cutanée ; qui, enfin, se rapprochent des poissons plus que les autres reptiles, n'ont plus qu'une peau nue (1), quand presque tous les autres reptiles l'ont encore plus ou moins couverte d'écailles.

A température suffisante, la respiration, au contraire, devient très-active chez les insectes à l'état parfait; ce sont eux effectivement qui, de tous les invertébrés, se montrent les plus remarquables par l'abondance de matière cornée, puisque c'est elle qui solidifie la peau dans les parties nécessaires à la locomotion.

Influence de l'état sauvage et de celui de domesticité.

Le grand air, l'activité des mouvements favorisent la respiration ; en général, par suite, les animaux sauvages ont, dans chaque espèce, une puissance respiratoire plus grande que nos animaux domestiques, que ceux particulièrement qui, d'habitude, sont retenus dans des espaces où le renouvellement de l'air est difficile, où il est vicié par la respiration et par l'action des fumiers (2).

Comme s'il en était ainsi, les espèces sauvages paraissent, dans chaque pays, avoir, en général, un pelage plus abondant, plus développé que les espèces domestiques, quand le défaut d'alimentation ne s'oppose pas à ce résultat.

Comparons le cochon domestique aux sangliers : ces

(1) On le sait, presque tous sont en outre privés d'ongles; et, pour un certain nombre d'entre eux, les grenouilles et les salamandres; les expériences de MM. V. Regnault et Reiset ont montré la consommation d'oxygène moindre, à poids égal, que celle des lézards.

(2) Un fait positif vient à l'appui de cette manière de voir : comparé à l'urée, l'acide urique est l'indice d'une combustion moindre ; eh bien, les animaux sauvages rendent moins d'acide urique dans l'urine quand ils sont libres que lorsqu'ils sont en domesticité.

derniers offrent des soies hérissées plus dures que celles du cochon. Ils ont entre les soies, dit Buffon, un poil plus court, très-souple et de couleur jaunâtre, cendrée ou noirâtre. Ce poil est doux et frisé à peu près comme de la laine. Il manque entièrement aux cochons ordinaires et aux cochons de Siam. Le cochon ordinaire redevient-il sauvage, il tend à reprendre le pelage du sanglier. Du moins M. Roulin a vu sur les *Paramos*, plateaux de l'Amérique élevés à plus de 2,500 mètres au-dessus du niveau de la mer, des porcs marrons qui, entre leurs soies fournies et raides, avaient une véritable laine. Dans ce cas, il est vrai, on pourrait attribuer en partie le résultat à l'influence des altitudes ; mais elle n'est pas nécessaire : dans toutes les contrées où le cochon est redevenu sauvage, pourvu qu'elles n'aient pas été extrêmement chaudes, il a repris l'aspect et les mœurs du sanglier.

Suivant Hérodote, la partie septentrionale de la Thrace nourrissait autrefois des chevaux sauvages. Ils avaient, dit-il, un poil long de cinq doigts par tout le corps. Dans l'Amérique du Nord, dans l'Amérique du Sud, dans les steppes de l'Europe orientale, dans les steppes de l'Asie errent des troupeaux nombreux de chevaux depuis longtemps redevenus sauvages ; les descriptions des voyageurs s'accordent pour leur donner un poil plus rude que celui des chevaux domestiques. Que l'influence du froid s'ajoute à celle de l'état sauvage, ils ont un poil long et comme laineux : voilà ce qu'on observe en Sibérie, dans l'Amérique méridionale et dans plusieurs autres contrées. — En France, les chevaux qu'on laisse vivre à l'état de liberté dans les bois y prennent un poil beaucoup plus long. Ils le perdent bientôt par la domesticité; ils le reprennent par le retour à l'état de liberté. Au Chili, dans les vallées des Andes, on trouve à l'état sauvage des ânes dont les ancêtres sont venus d'Europe; il en est, dit Molina, dont le poil est si long qu'on pourrait le filer.

Des observations correspondantes peuvent être faites chez les oiseaux. A l'état sauvage, par exemple, le paon offre encore une queue plus fournie et d'un éclat plus vif qu'à l'état domestique.

Le développement des cornes paraît influencé dans le même sens par l'état sauvage. Du moins le mouflon commun et l'argali ou mouton sauvage des montagnes de l'Asie, d'où paraissent descendre nos variétés si nombreuses de moutons, ont les cornes plus grandes que celles de nos béliers (1), et il serait facile d'ajouter d'autres exemples.

Influence de la température.

Cherchons maintenant à nous rendre compte de l'influence exercée par le degré de chaleur sur la respiration : nous verrons l'abaissement de température extérieure bien prononcé déterminer chez les mammifères et les oiseaux une respiration plus abondante, une plus grande production de chaleur, partant une consommation alimentaire plus considérable; l'inverse avoir lieu pour l'élévation de température (2). Ne sera-t-il pas tout naturel, d'après ce qui précède, que le vêtement de ces animaux soit ordinairement plus épais en hiver qu'en été; que, sous les crins, poils ou plumes qui le composent en partie, on rencontre dans la première saison une quantité souvent beaucoup plus considérable de duvet; qu'une différence analogue se présente

(1) Les cornes de la femelle sont de moyenne taille, celles du mâle sont énormes.

(2) Beaucoup plus abondante par la chaleur que par le froid, la sueur soustrait dans le premier cas beaucoup plus d'éléments solides, qui auraient pu servir à la formation de matière cornée; on aurait donc pu croire que cette cause concourt avec l'énergie de la respiration à faire varier le vêtement suivant la température. Les faits ne viennent pas en confirmation. En effet, le chien, le renard, le loup, le chat ne suent jamais; il paraît en être de même pour les oiseaux; néanmoins, le vêtement de tous ces animaux n'offre rien de particulier dans les modifications qu'il subit par le degré de chaleur.

quand on compare les mammifères et les oiseaux des pays froids à ceux des pays tempérés, et surtout à ceux des pays chauds ? Ne trouvera-t-on pas, dès-lors, que la coïncidence du vêtement avec la saison, avec la température, n'est plus qu'un cas particulier du principe général dont je crois avoir fait le premier la découverte ?

Quoi qu'il en soit, les observations suivantes, qu'il serait facile de multiplier, vont montrer, d'une manière aussi intéressante que remarquable ordinairement par la valeur des faits, la réalité de cette coïncidence.

D'après Adanson, les cheveux, presque aussi longs que le corps, tombent jusqu'aux talons chez les peuples de la zone glaciale ; ils vont habituellement jusque vers la ceinture chez ceux qui habitent les zones tempérés ; ils ne sont plus qu'une sorte de laine fine, crépue, qui atteint à peine les épaules, chez les nègres de la zone torride.

Quand elle appartient aux pays froids ou tempérés, la race caucasique est remarquable par une barbe fournie et par la quantité des poils qui recouvrent la plus grande partie du corps. Ses représentants des contrées basses de la zone torride : Indiens, Arabes, Égyptiens, sont beaucoup moins velus. Des faits analogues paraissent exister pour la race mongolique, moins riche en barbe que la race caucasique. Et la race nègre, qui de toutes vit dans les régions les plus chaudes, et dont le sang éprouve la plus faible hématose, est de toutes la plus pauvre par la barbe et par les poils de la surface du corps.

Nous avons vu le pelage du lapin être moins fourni que celui du lièvre ; c'est dans les pays froids que le fait est surtout remarquable.

On lit dans Buffon : tous les chevaux des pays très-chauds, comme les chevaux turcs, les persans, les arabes et les barbes, ont le poil beaucoup plus ras que les autres. On voit bien, ajoute-t-il, que la température du climat en est la cause, mais il serait difficile d'en donner la raison (1). Les chevaux arabes ont en outre les jambes sans touffes de poils.

Les proboscidiens, animaux des zones torrides, sont presque nus ; au contraire, ces mammouths qui, à une époque géologique antérieure à la nôtre, habitaient les régions polaires de l'Amérique et de l'Asie septentrionales, ont eu la peau couverte d'une sorte de longs crins ou d'une sorte de laine très-abondante. Les chiens des Esquimaux ont un poil de trois à quatre pouces de longueur, auquel vient s'ajouter en hiver un épais duvet qui tombe aux approches de l'été. Le renard arctique, qui ressemble beaucoup au nôtre, a une fourrure plus longue et plus épaisse.

Dans les hautes, sèches et froides contrées du Thibet, les mammifères prennent en général un duvet épais et long. Les parties les plus froides de ces contrées nourrissent la chèvre à duvet épais et long, dite chèvre de Cachemire, parce que son beau duvet est mis en œuvre dans cette province. Là se trouvent : le chevrotain à musc, couvert d'un poil extrêmement fourni, long de deux à trois pouces, toujours hérissé et si gros qu'on l'a comparé aux piquants du porc-épic ; les petits chevaux tanguns, dont le poil est d'une longueur telle qu'il les fait comparer à des ours; le bœuf yack, dont le corps est couvert, partie d'une sorte de laine fournie, partie de poils longs au point qu'ils traînent parfois jusqu'à terre, et dont la queue est, d'un bout à l'autre, garnie

(1) Pourquoi ne l'a-t-on pas trouvée depuis? Parce qu'en accordant trop aux simples observateurs, aux simples expérimentateurs, aux simples pourvoyeurs de faits ; en ne sachant mettre aucun frein à leurs continuels envahissements ; en agissant comme si toutes les injustices étaient permises, même envers l'observation et l'expérimentation, quand elles n'appartiennent pas à certaines coteries, on a paralysé l'esprit scientifique, l'esprit philosophique ; c'est-à-dire qu'on a paralysé l'esprit qui sait reconnaître les corrélations, découvrir les causes vraies, créer les moyens de prévision, d'enseignement rationnel, de direction, de progrès, et mettre à l'écart ces mauvaises théories, toujours en si grand honneur, qui familiarisent avec tous les genres d'absurdité.

de crins épais, touffus, plus longs que ceux du cheval. On le sait d'ailleurs, le chat devient à long poil sur les hautes montagnes de l'Afganistan (ancien royaume de Caboul), où le froid est très-vif.

Les plumes ordinaires des oiseaux sont d'autant plus nombreuses que l'oiseau vit habituellement dans des climats plus froids, ou dans les régions élevées de l'atmosphère. C'est ainsi que, comparés aux gallinacés, presque tous les oiseaux de proie de haut vol ont beaucoup de plumes, et surtout de plumes duvetées à leur base. Le canard eider, qui habite les contrées glaciales, voisines du pôle-nord, a un plumage plus épais, plus riche en duvet que notre canard. Parmi les gallinacés, la nombreuse tribu des tétras forme deux groupes quant à l'habitation ordinaire : fréquentent-ils les hautes montagnes ou les pays froids, leurs tarses et parfois leurs doigts sont couverts de plumes. *Ex* : Le grand coq de bruyère, la gelinotte, les lagopèdes ou perdrix de neige. Fréquentent-ils de préférence les pays chauds ou les plaines, les marais, les vallées des pays tempérés, leurs tarses et leurs doigts sont nus. *Ex* : Les francolins, les perdrix proprement dites, les cailles, etc. Enfin, conformément à ce qui a été dit, le duvet devient plus abondant l'hiver chez tous les oiseaux des pays froids, et rien n'est mieux connu que ce fait : les plus belles peaux de castor, les plus belles peaux d'ours, les plus riches par l'abondance de la fourrure, les pelleteries les plus estimées sont celles qu'on trouve pendant l'hiver, sur les montagnes et dans les régions les plus froides de la terre.

Puisque le froid manifeste son influence sur la production de matière cornée en faisant naître un pelage plus long et plus fourni, il devait manifester une influence de même nature sur le développement des cornes ; c'est en effet ce qui paraît avoir lieu.

Le mouton d'Islande, qu'on trouve aussi répandu en

Norwége et dans plusieurs contrées septentrionales, a non-seulement des cornes plus longues que notre mouton ordinaire, mais il les a souvent en nombre plus grand (4, 6), et la femelle en est habituellement pourvue comme le mâle (1). Le bœuf musqué habite les contrées les plus septentrionales de l'Amérique, la baie d'Hudson, le cercle polaire; l'iufluence de ces climats est telle que, plus petit que notre bœuf, il a néanmoins des cornes plus grosses, une laine plus longue, plus belle que celle des moutons de Barbarie et un museau entièrement garni de poils. A en juger par les diverses espèces de cerfs du Canada, qui possédent un bois très-long et très-gros relativement au bois des cerfs de nos pays, la production de matière cornée chez les cerfs pourrait aussi être augmentée par le froid. On arrive à la même conclusion quand on voit la seule espèce de genre cerf où la femelle présente des cornes, être précisément celle des pays les plus froids; je veux dire celle du renne qui habite les régions glacées des deux continents.

Combien les choses sont différents sous l'influence des zones torrides! Dans les pays excessivement chauds, comme le Sénégal, la Guinée, diverses parties de l'Amérique du Sud, le chien est absolument nu. Il en est de même du chien turc, qui est originaire des pays chauds de l'Afrique (2). En général, entre les tropiques, les espèces animales laineuses ont, au lieu de laine, un poil raide, court et lisse. Les moutons de Guinée, par exemple, n'ont plus qu'un poil ras, brun clair et noir. Aux Indes et à Madagascar, le bélier à large queue ou mouton d'Arabie, a le corps cou-

(1) Des moutons à 4 ou 6 cornes se trouvent aussi en Afrique; mais sur les hautes terrasses du royaume de Galam et sur des plateaux encore plus élevées. On en rencontre en Asie dans des conditions analogues : sur les hautes plateaux de la Tartarie et des contrées voisines.

(2) Il parait que, dans certaines parties très-chaudes de l'Afrique, le cheval est complétement dépourvu de poils.

vert de poils; sa race à de la laine dans les pays moins chauds. Tandis que le sanglier d'Europe a la peau dure, des soies abondantes et longues entre lesquelles se trouve une sorte de duvet, le sanglier d'Afrique n'a plus que des soies fines.

De même que le froid, la chaleur exerce son influence sur la matière des cornes, et, conformément à ma théorie, l'influence est inverse : dans les pays chauds, les cornes se raccourcissent et tendent à disparaître. Ainsi, la race des moutons à poil ras des côtes d'Afrique est sans cornes. Souvent les zébus, bœufs à bosse des pays très-chauds (l'Inde, l'Arabie, la Perse, Madagascar, Ceylan, toute l'Afrique au sud de l'Atlas), sont dépourvus de cornes. Mais j'ignore si, quand ils en ont, l'effet vient de l'habitation dans les contrées plus froides, plus sèches, plus élevées, d'une alimentation plus abondante ou d'une acclimatation moins ancienne.

Sans passer en revue les divers oiseaux, je me bornerai en ce qui les concerne aux observations suivantes :

Les rapaces nocturnes offrent de grandes différences relativement à l'état emplumé ou non-emplumé de leurs doigts ou de leurs tarses. Pour notre hémisphère, les plus emplumés sont ceux du nord, les moins emplumés ceux des pays chauds. Exemple : la chevêche tengmaln, qui vient du nord, est couverte de plumes molles, abondantes, et emplumée jusqu'à l'extrémité des doigts ; la chevêche commune, qui habite l'Europe tempérée, à le plumage moins fourni et les doigts couverts seulement de poils et de plumes rudimentaires très clair-semées. La chevêche brame, qui vient de l'Inde, au contraire, n'a plus que des tarses en grande partie nus. Au Pérou et en Colombie, les jeunes poussins sortent à peu près nus de la coquille et restent tels ; de sorte que les poules créoles de ces régions sont nues à l'exception des ailes, où les plumes croissent comme à l'ordinaire.

Est-il nécessaire que les animaux d'une espèce soient

primitivement originaires, les uns des pays très-chauds, les autres des pays tempérés ou froids, pour que se manifestent les effets dont il vient d'être question? Nullement. Comme l'on su fort bien les naturalistes, mais sans pouvoir en tirer aucune conséquence importante, parce qu'ils ignoraient la cause, ces effets ont souvent lieu sur le même animal, soit par les changements de saison, soit par les changements de climat. Voici des exemples :

La laine épaisse et crépue du bison devient très-longue pendant l'hiver. Dans la même saison, l'*argali*, ou mouton sauvage des montagnes de l'Asie, a un pelage épais et dur ; en été, il n'a plus qu'un poil ras.

Dans les pays tempérés et surtout dans les pays très-froids, les chevaux ont un poil moins long l'été que l'hiver. Dans la plupart des contrées de l'Allemagne, la différence qu'ils présentent l'été et l'hiver, quand ils ne sont pas abandonnés en pleine campagne, est encore faible ; mais en Norwège leur pelage d'hiver se compose de poils fort longs et frisés, qui persistent d'autant plus que la durée du froid se prolonge d'avantage. De même, le poil plus ou moins ras, qui recouvre l'été les chevaux de Russie, se change l'hiver en une sorte de laine frisée. Pendant les temps chauds, le pelage du dzigtai est lisse et brillant ; l'hiver, il est épais et serré. Un fait analogue s'observe chez tous les chevaux sauvages des pays froids. D'après l'évêque Herber, il suffit que des chevaux et des chiens de l'Inde soient conduits sur les montagnes du Thibet, du Népaul, etc., pour que bientôt leur corps soit couvert de laine comme celui de la chèvre à duvet de ces climats.

Une observation dans le même sens, mais plus générale, a été faite au jardin d'acclimatation de Paris : on a vu les animaux des pays chauds s'y couvrir de poils abondants que chaque nouvel hiver rendait plus épais. Au bout de deux ans, des moutons du Sénégal ont remplacé par un poil long et frisé le poil ras qu'ils avaient à l'arrivée. Des mouflons à manchettes, aussi amenés d'Afrique, ont promptement subi le même changement. Plusieurs manicous, originaires des Antilles, ont pris un pelage plus long. Le plumage des oiseaux a offert des modifications analogues (M. Rufz, *Bulletin de la Société d'acclimatation*, pour 1863, tom : IX, n° 12).

La haute températnre des côtes, le froid qui règne sur la Cordillère des Andes, rendent l'Amérique méridionale très-propre à ces sortes d'observations. D'après ce qu'elles ont appris, la même race bovine qu'on trouve à poil rare, fin, ou même sans poils vers le niveau de la mer, est à poil épais et long dans les hautes et froides régions de la Cordillère. L'âne à poil court et lisse des régions basses est l'espèce qu'on rencontre à poil très-long dans les parties élevées des mêmes régions.

Par contre, plusieurs voyageurs ont noté les faits suivants :

Le bétail transporté autrefois d'Europe en Guinée, a pris des cornes plus courtes, plus minces, les cerfs ont fini par n'avoir plus de cornes.

Les chèvres du Thibet ne tardent pas à perdre leur beau duvet quand elles viennent habiter le Bengale et qu'elles s'y acclimatent. Les tentatives faites pour obtenir de la laine aux Indes, en y transportant des moutons des pays tempérés, échouèrent bientôt, parce que, comme on aurait dû s'y attendre, ces animaux n'ont pu s'acclimater dans une région torride sans perdre leur laine et se couvrir de poils. Un fait analogue avait eu lieu autrefois à l'Ile de France, à celle de la Jamaïque et en diverses parties chaudes de l'Amérique du Sud. Ainsi, les bœufs d'Europe, transportés en Amérique à l'époque de la conquête, n'ont laissé dans ses parties très-chaudes, tantôt qu'une race à poil extrêmement rare et fin, (*Ex* : les *pelones* des provinces de Mariquita, de Neyba, etc.) ; tantôt qu'une race sans poils, montrant une peau entièrement nue (*Ex* : les *calungos* des mêmes lieux). Dans ces régions, les chèvres et les moutons d'Europe sont devenus, non-seulement à poil court, brillant, couché, mais habituellement moins chargés de cornes (1). A l'Ile de France, les chiens d'Europe ont fini par être sans poils.

Ainsi donc, par l'intervention de la nouvelle cause, déjà ce n'est plus seulement l'influence exercée sur le vêtement des mammifères et des oiseaux par l'augmentation ou par la diminution de température que l'on sait prévoir ; on prévoit en outre l'influence de la taille, de l'habitation, des sexes, de la puberté, de l'âge, des états sauvage et de domestication, de l'abondance directe de l'hématose due à la structure de l'organe respiratoire et à celle du cœur ; puis, d'après ce qu'on verra plus loin, celle de la castration. Et l'on n'a pas seulement l'action de ces influences sur le vêtement, on a encore celle qu'elles exercent sur la matière cornée en général, et en particulier sur les cornes des mammifères et les antennes des insectes.

Par ses nombreuses coïncidences avec les faits observés, par son pouvoir de prévision toujours satisfaisant, la cause assignée se comporte, par conséquent, comme la cause réellement vraie, et, quoiqu'il arrive, comme utile à connaître dans l'état actuel des choses.

En découvrant cette coïncidence générale entre l'activité de la respiration et la production de matière cornée, n'ai-je fait que satisfaire l'intelligence, et fournir un moyen de prévoir l'ensemble des observations relatives à la pro-

(1) Jusqu'ici les naturalistes n'avaient pas connu l'influence du climat sur le nombre et le développement des cornes.

M. Roulin est l'un des voyageurs auxquels on doit les meilleurs renseignements sur le pelage des animaux transportés d'Europe dans l'Amérique du Sud. Voir son Mémoire inséré dans les *Annales des sciences naturelles* pour 1829, tom. XVI, p. 16. — Voir aussi *Molina*, *Histoire naturelle du Chili*.

duction de cette matière chez l'homme et les vertébrés? Mes prétentions vont plus loin.

En définitive, si comme il est très-probable par ce qui précède, une expérience directe vient confirmer que le vêtement ne varie dans toutes les circonstances naturelles précédemment indiquées, que parce qu'elles font varier l'activité de la respiration, l'activité de la combustion lente opérée par l'oxygène ; si le grand secret de la nature dans l'art de produire ces modifications est maintenant dévoilé, l'homme, sans être contraint de recourir aux détours qu'elle emploie, saura obtenir les mêmes résultats, c'est-à-dire varier le vêtement des animaux, en leur faisant respirer un air plus ou moins condensé, plus ou moins riche en oxygène. En un mot, il saura de suite recourir à l'oxygène ou aux agents propres à fournir ce gaz avec avantage dans la circulation.

Par cette voie :

Il pourra faire naître en été le vêtement d'hiver;

Il pourra plus ou moins donner aux animaux des pays chauds, et dans leur pays, le vêtement de ceux de même espèce qui habitent les pays froids ;

Il pourra en tout lieu mieux diriger la production et la qualité de la laine ;

Il comprendra mieux quelles sont les médications, quelles sont les influences qui entraînent la finesse des poils, les modifications qu'ils peuvent éprouver (1) , la cal-

(1) Sous l'influence du régime arsenical, qui, d'après moi, ralentit les phénomènes de combustion lente effectués dans le sang, les chevaux prennent, je crois, un poil plus court et plus fin. On comprendrait maintenant qu'il en fût ainsi, et l'on trouverait là un départ pour de nouvelles applications. Serait-il sans intérêt, par exemple, aux points de vue économique et scientifique, d'arriver par ce moyen à rendre plus fine la laine grossière de certains moutons? Les arsenicaux étant souvent employés dans plusieurs maladies dont ils sont atteints, on pourrait voir si des observations, plus ou moins confirmatives, n'ont pas été faites sans être comprises.

vitie, l'alopécie plus ou moins complètes; il pourra sans doute quelquefois apporter remède en agissant d'une manière directe sur la respiration, sur la combustion lente intérieure, et par là, outre qu'il conduira à des guérisons antérieurement impossibles, il pourra souvent, chez les personnes jeunes encore, rendre à la vie une nouvelle activité.

Sachant que la cause jusqu'alors inconnue, qui, en modifiant la respiration avec le degré de chaleur, peut faire le vêtement suivant le froid, n'est autre que l'oxygène atmosphérique, il comprendra que la coïncidence doit exister uniquement pour les mammifères non hibernants et les oiseaux;

Qu'elle doit cesser chez les mammifères hibernants (1);

Qu'elle doit cesser chez les reptiles et les insectes ;

Parce que chez les uns et les autres, l'activité de la respiration, de la calorification , de la consommation alimentaire suit la marche directe de la température, au lieu de suivre une marche inverse, comme chez les vertébrés à température fixe.

Il comprendra que si, dans les pays froids et dans les saisons froides, la nature, par l'activité plus grande dans la respiration, dans la consommation alimentaire des animaux à température constante, tend à provoquer une incrustation plus rapide, une vieillesse plus précoce, elle rend aussi plus active, surtout chez les cerfs, la cause de désincrustation due à la déperdition par les matières cornées et leurs analogues ;

Que si, dans les pays chauds et dans les temps chauds, la nature diminue l'activité de la respiration, la consommation alimentaire et l'intensité des causes d'incrustation, de vieillesse, elle diminue aussi celles de désincrustation par la production moindre des matières cornées ou analogues ;

(1) Pendant l'état léthargique, les tenrecs perdent leur poil. Il ne renaît qu'après le réveil.

Que toutefois, en donnant à la sécrétion extérieure de matière cornée une activité considérable, elle est parvenue à prolonger considérablement la vie de l'oiseau, à joindre pour lui l'activité à la durée; et ceux des hommes chez qui l'intelligence se trouve unie au savoir, sentiront qu'il y a là un exemple dont il importe de tirer parti, dans la mesure compatible avec la nature humaine.

Une observation cependant reste à faire sur le moyen proposé pour modifier artificiellement la sécrétion de matière cornée. Si l'on tient suffisamment compte de ce fait : le pelage paraît se modifier bien plus promptement sur les altitudes qu'à températures égales près du niveau des mers, on se trouvera conduit à regarder l'action du froid comme aidée sur les altitudes par la diminution de pression; la pression moindre fait porter le sang vers la circonférence du corps, et rend ainsi, toutes choses égales, plus abondante l'alimentation des poils. D'après cette considération, il serait rationnel d'aider, autant que possible, l'action intérieure de l'oxygène ou des oxygénants, par une diminution extérieure de pression sur les parties du corps où l'on voudrait rendre plus abondante la sécrétion de matière cornée.

Influence de la castration.

Je ne crois pas devoir terminer ce mémoire sans prendre date sur une nouvelle explication d'une autre influence dont la cause aussi n'avait pas été soupçonnée des naturalistes.

Dans nombre de circonstances, la castration agit si bien comme une diminution dans l'activité respiratoire, qu'il devient rationnel d'admettre qu'elle arrive, en effet, à produire ce résultat : on trouve dans cette manière de voir un excellent moyen de prévision. Comme si elle était vraie,

La castration abaisse l'énergie musculaire; favorise l'engraissement chez les mammifères et les oiseaux; diminue chez l'homme la production d'urée, empêche celle de la barbe et des poils, rapproche les formes du corps de celles de la femme et fait comprendre ces dernières; rend plus faible chez l'homme, chez le cerf et sans doute chez les animaux à témpérature constante, la quantité de matière alimentaire nécessaire à l'entretien de la vie; ne permet pas chez ce dernier, chez le daim, chez le chevreuil, le renouvellement des cornes, quand on l'a opérée pendant qu'ils en étaient privés; n'arrive pas, en général, à produire ce résultat chez le renne, qui, habitant des pays très-froids, jouit d'une respiration plus active; et, dans les animaux chez lesquels des ergots sont les attributs du sexe mâle, ne laisse pas développer ces parties si la castration a été faite assez tôt.

D'après ce qui précède, c'est dans le nord que les effets généraux de la castration sur les mammifères seraient le plus atténués; c'est dans les pays très-chauds et sur les hautes montagnes qu'ils doivent avoir le plus d'intensité ; partout on les rendrait moins prononcés par la respiration d'un air soit plus condensé, soit plus riche en oxygène et au besoin légèrement ozoné, ou encore par l'emploi intérieur d'agents convenables, propres à céder lentement de l'oxygène aux éléments du sang.

Observations postérieures à l'envoi du Mémoire aux Académies. (1)

Regarder l'eunuque comme offrant une respiration moins puissante que celle de l'homme complet, ce n'est pas seulement adopter un principe qui résulte des manifestations

(1) Erratum. — A la page 93, ligne 1, *au lieu de* matière cornée, *lisez* : résidus de combustion considérés en général.

Page 87, ligne 7, *au lieu de* la respiration, *lisez* : l'hématose.

précédemment indiquées et les fait prévoir de la façon la plus satisfaisante; c'est encore, je crois, embrasser une opinion en elle-même tout-à-fait rationnelle. En effet, quand un ensemble de caractères bien observés montre le développement général, à l'exception de celui de la taille, arrêté chez l'eunuque, au point qu'il n'éprouve pas les mutations produites à la puberté dans la constitution de l'homme, et qu'il atteint à peine celle de la femme; quand à cette considération viennent s'ajouter la faiblesse du système musculaire et de la voix, la lenteur et la mollesse du pouls, la pauvreté du sang, un tempérament lymphatique, on est tout naturellement porté à penser qu'il ne subit pas ou qu'il subit fort peu, dans la cavité pectorale et dans les poumons, le développement marqué dont la puberté est le signal chez l'homme jouissant de ses organes sexuels. Il doit donc lui rester, avec un sang moins riche, moins propre à condenser l'oxygène, une capacité respiratoire moindre, alimentée par des muscles moins développés moins énergiques.

Quant à la production de matière cornée, il sera facile de faire des objections appuyées sur les singularités qu'elle offre parfois; mais, pour arriver à la vérité, ne vaut-il pas mieux regarder la marche suivie par l'ensemble des faits chez les vertébrés et les insectes?

VI

Sur une cause inaperçue de la moindre énergie, physique et morale, de l'homme des pays très-chauds, relativement à l'homme des pays tempérés ou froids, et sur les moyens d'en neutraliser les effets.

Dans les pays très-chauds, l'homme est paresseux, indolent, sans énergie morale et sans énergie muscu-

(1) Cette note a été communiquée à l'Académie royale des sciences de Belgique, en décembre 1868.

culaire : le moindre exercice le fatigue ; pour lui le mouvement est une peine, le repos, l'immobilité semblent être le bonheur suprême. Sa paresse intellectuelle correspondant à sa paresse physique, l'intelligence se borne le plus souvent à le rendre imitateur plutôt qu'inventeur. Comme s'il n'avait pas le sentiment et l'amour du vrai, il explique volontiers par des conceptions absurdes, il les répand, les adore, reste obstinément attaché à de routinières et ignorantes coutumes, et n'arrive pas à trouver le courage et la force nécessaires pour briser les chaînes où le maintient un avilissant despotisme (1).

Sans doute, il faut compter pour beaucoup dans cet état de choses, d'une part, l'absence de sécurité pour toute propriété, qui ne laisse pas même naître le désir d'aquérir ; d'autre part, l'ignorance dans la direction, les mauvais systèmes d'instruction. Ils enlèvent la liberté individuelle, contraignent à tout apprendre de mémoire, la chargent de connaissances sans intérêt pour le but qu'on se propose, de futilités, d'absurdités, laissent l'intelligence et la raison ignorer leur puissance, et rendent également difficile l'acquisition du savoir et la fécondation du savoir acquis. Mais l'ignorance dans la partie philosophique des sciences, dans les sciences proprement dites ; mais l'instruction abrutissante existent aussi dans plus d'une contrée de l'Europe. Là aussi règnent parfois une absence de sécurité remarquable pour toute propriété scientifique ; là aussi des hommes sans valeur font imposer par la force des institutions et des méthodes scientifiques détestables, qui ne permettent pas d'acquérir en un grand nombre d'années ce qu'il serait facile d'apprendre mieux, d'une manière plus solide, plus

(1) Les peuples des Indes orientales sont un exemple remarquable : ils imitent habilement, n'inventent pas et semblent même n'avoir qu'une science venue d'ailleurs, à laquelle ils ne comprennent rien ou presque rien.

profitable, tantôt en quelques mois, tantôt en quelques heures; là aussi, par conséquent, on fait perdre le temps et l'argent pour enrichir le monopole, on familiarise avec l'ineptie, on entretient l'ignorance dans les nations. Là, par suite, se trouve fortement entravée la liberté individuelle, et la science, d'une acquisition trop difficile, trop fortement maintenue dans de mauvaises voies, trop souvent faible devant l'incapacité titrée, ou ne se développe pas ou reste sans influence. Là, cependant, l'énergie morale paraît se montrer moins abâtardie que dans les pays très-chauds dont il est question. Comme l'ont admis plusieurs hommes de talent : Hippocrate, Aristote, Charron, Montesquieu, Buffon, Cabanis, il semble donc rationnel d'admettre que l'extrême chaleur exerce une influence réelle dans l'état de choses particulier à ces pays.

Mais de quelle manière l'extrême chaleur arrive-t-elle à ces résultats? Jusqu'ici, je crois, on ne l'a pas su aussi complétement que le permettent mes principes.

On l'a vu par une note précédente, on le verra mieux par l'un des mémoires qui vont suivre, l'activité, l'énergie des phénomènes physiques de la vie se montrent, toutes choses égales et dans l'ensemble des animaux, en rapport direct avec l'activité de la respiration, avec la richesse de l'hématose; l'analogie ne porte-t-elle pas à croire que, toutes choses égales aussi, l'activité et l'énergie intellectuelles marchent dans le même sens (1)?

Des faits très remarquables, jusqu'ici non compris, viennent à l'appui de cette manière de voir.

(1) Je suppose ici que le lecteur connaît ces faits, mis en lumière par l'un des mémoires suivants et analysés dans l'un des précédents (p. 28 et 29) : dans les pays très-chauds, la respiration est moins abondante et l'hématose moins riche. Les choses arrivent à ce point, que le sang est sensiblement moins rouge ou plus noir, la sensibilité générale moins prononcée, la voix plus faible, la facilité à supporter l'abstinence plus grande, les mouvements plus lents, etc.

Si intelligente qu'elle soit, la femme, pour laquelle il est constaté que la puissance respiratoire est moindre que celle de l'homme (1), n'est-elle pas en général inférieure à lui par l'énergie de la volonté, par l'aptitude à la contention d'esprit, à la réflexion, par l'étendue, par la solidité des vues, en un mot par les forces de l'intelligence comme elle l'est par les forces physiques? Dans les animaux où les femelles se distingent par un ensemble de caractères indiquant une moins grande puissance respiratoire (2), les voit-on offrir la vigueur, la hardiesse, l'indépendance, l'audace, la violence des passions que présentent les mâles?

L'eunuque, chez lequel, d'après ce qu'on vient de voir, un ensemble de caractères indique une hématose moins abondante que celle de l'homme non mutilé, n'est-il pas reconnu pour être, relativement à lui, plus faible au moral comme au physique? Plus rapproché de la femme par l'activité moindre de l'hématose, il en est aussi plus rapproché par le moral et par le physique. Le mâle des animaux ne devient-il pas en général moins vigoureux, moins indépendant, plus doux, plus soumis par la castration?

(1) D'après les expériences de MM. Andral et Gavarret, l'homme exhale, toutes choses égales, une quantité d'acide carbonique plus faible que la femme. De seize à quarante ans, période où la différence est surtout très-marquée dans nos climats, l'homme en fournit généralement par le poumon presque deux fois autant qu'elle. Les expériences de M. Scharling sont confirmatives dans ce qu'il y a d'essentiel, et les observations de Bourgery l'avaient amené à cette conclusion : aux mêmes âges, la respiration virile est double de la respiration féminine, quant au volume de l'air inspiré.

(2) Voir p. 90 et 91, ce qui a été dit à ce sujet concernant les reptiles, les insectes, et en général les divers animaux. Le mémoire actuel aide à mieux comprendre les faits, et permet d'ajouter les suivants, constatés aussi par l'observation : dans chaque race, le bélier qui porte les cornes les plus épaisses et les plus longues est celui qui possède la toison la plus fournie et qui est le plus ardent auprès des femelles. Dans l'espèce humaine, le mâle à large poitrine, à voix haute et sonore, à peau velue, est pour l'ordinaire le plus ardent en amour.

En recouvrant la liberté, ou comme on le dit, en retournant à l'état sauvage, nos animaux domestiques n'acquièrent-ils pas, avec une respiration plus active, une vigueur plus grande, une allure plus fière, un courage plus intrépide et, en général, une intelligence plus vive?

Chez l'homme, lui-même, ne voit-on pas habituellement, dans la vieillesse, les forces intellectuelles, l'énergie morale baisser comme les forces physiques, à mesure que diminue l'activité respiratoire? Ne voit-on pas, au contraire, l'énergie morale comme l'énergie physique augmenter à tout âge, quand un sang convenablement oxygéné afflue vers le cerveau de manière à entretenir une légère excitation, une légère exaltation?

Que l'amputation d'un membre permette au sang artériel de se répandre en plus grande proportion dans le reste du corps, toutes les fonctions s'exécutent avec plus d'énergie : la vigueur augmente, les mouvements deviennent plus fréquents, les déterminations plus promptes, les désirs plus énergiques, l'imagination plus active, l'intelligence plus vive. Que dans la chaleur de la composition la face devienne rouge et animée, les yeux étincelants; que le battement des carotides s'effectue avec force, que le gonflement des veines jugulaires soit prononcé; d'une autre manière que tout indique l'afflux abondant et rapide du sang rouge vers le cerveau : alors l'imagination s'anime, les idées coulent avec plus de facilité, les forces de l'intelligence sont augmentées. Or, puisque, d'après ces faits bien connus et quantité d'autres, la force et l'énergie du cerveau sont en rapport avec la quantité du sang revivifié qu'il reçoit, elles doivent par cela même être en rapport avec le degré de revivification de ce fluide; c'est-à-dire avec l'oxigénation plus ou moins prononcée qui détermine sa puissance. En réalité, l'expérience a montré qu'il en est ainsi, au moins quand les différences sont très-marquées :

vient-on à respirer l'oxygène pur ou un air le contenant en proportion fortement augmentée, les fonctions intellectuelles s'exaltent en même temps que tous les phénomènes physiques de la vie prennent plus d'activité; la proportion de l'oxygène dans l'air respiré devient-elle très-faible, ou son pouvoir comburant est-il suffisamment ralenti par des agents convenables, les forces intellectuelles sont, comme les forces physiques, plus ou moins paralysées.

D'après les faits qui précèdent, il me paraît donc rationnel d'admettre que l'espèce d'infériorité, physique et morale, de l'homme des pays très-chauds relativement à celui des pays froids ou tempérés, vient en partie de son hématose moins abondante. Toutes choses égales, cette raison est inévitablement vraie pour les forces physiques. Toutes choses égales, elle se comporte jusqu'ici comme vraie pour les forces de l'intelligence, et me paraît, en conséquence, mériter d'être connue et d'être prise en considération.

Si elle était réellement vraie, le mélange avec un sang européen serait donc un moyen de régénération pour les peuples des pays trés-chauds. Pour le moral comme pour la beauté des formes physiques, pour la vigueur du corps, l'aristocratie persane, l'aristocratie turque auraient donc gagné à leurs alliances avec les femmes si belles, si intelligentes de la Circassie, de la Mingrélie et de la Géorgie. Enfin, sans recourir à l'emploi de ces moyens, on gagnerait donc à certains égards, dans ces pays, si, à l'alimentation du corps, à celle de la respiration, l'on ajoutait parfois des agents propres à augmenter l'activité des combustions qui s'opèrent dans le sang (1).

(1) Quand on considère les mutations qui s'opèrent à la puberté chez l'homme des pays tempérés ou froids; quand on les voit moins complètes chez celui des pays très-chauds, qui, à beaucoup d'égards, reste plus rapproché de la femme, on est porté à croire que la puberté et les premiers temps de l'adolescence sont particulièrement les

Toutefois, on ne saurait trop s'en pénétrer, le degré de valeur des institutions exerce partout une influence énorme sur l'état intellectuel et scientifique des nations. L'habitude de la liberté entretient l'indépendance de l'intelligence, l'esprit d'examen, la tendance au mieux, à l'invention. Au contraire, une longue soumission au despotisme familiarise avec le despotisme, rend son joug moins lourd, moins pénible, fait que l'esprit, au lieu de juger par lui-même, se soumet plus facilement à des autorités, est plus enclin aux routines, sent moins l'empire de la raison, le besoin d'examen, l'amour du vrai, l'influence du génie d'invention. On ne travaille pas quand les fruits du travail, mal assurés, n'apportent à l'auteur ni honneur, ni profit. En général, le génie d'invention, propre à faire découvrir la science nouvelle, ne se développe pas, ou manque d'assurance chez celui qui ne l'a pas exercé de longue main, qui ne l'a pas affermi par la découverte successive des faits relatifs à la science acquise.

Évidents par eux-mêmes, ces faits sont mis hors de doute par l'histoire d'un grand nombre de siècles chez l'industrieux Chinois, chez l'intelligent et immobile Éthiopien. Ils sont montrés par l'histoire de quelques peuples d'Europe depuis que l'abus des méthodes d'observation et d'expérimentation, un enseignement obligatoire qui n'a souvent recours qu'à la mémoire, à l'exposition des faits bruts, à de mauvaises théories, à l'explication par des causes impossibles et ne faisant rien prévoir ont, chez ces peuples, glorifié la routine ; substitué à la science un art ne pouvant guère être appris que par quelques privilégiés qui sont loin d'être toujours ceux dont les facultés intellectuelles manifestent le

époques où il conviendrait d'aider la nature par une plus grande continence, par une alimentation plus riche en matières animales et par les oxygénants.

plus de valeur; remplacé trop facilement le mérite par la faveur, par les titres, par la flatterie; rétréci, pour ainsi dire nivelé les intelligences et rendu si rare l'originalité.

Partout on a entassé faits sur faits, partout on regorge de faits, et partout des intelligences mal dirigées, ne sachant pas les mettre en œuvre, excusent leur impuissance en accusant la valeur des faits. Toujours on prétend qu'il en faut ajouter d'autres plus concluants, toujours l'observation et l'expérience en fournissent de nouveaux, et presque toujours ils restent muets parce que leur étude, mal ou nullement raisonnée, les détails minutieux concernant la description des instruments, des pratiques de l'art ont étouffé quantité d'intelligences qui auraient pu comprendre le langage des faits, conduire à la découverte de leurs causes, de leurs lois, et des moyens de prévision qui en ressortent.

Pour faire naître la vie intellectuelle dans les pays très-chauds, pour la rendre vigoureuse et florissante, il importerait donc encore d'y réformer les institutions scientifiques, de façon à donner toujours la préférence aux méthodes qui se recommandent par les moyens de prévision les plus rationnels, les plus larges, les plus riches d'avenir. Il importerait d'y accorder pleine sécurité pour toute propriété scientifique ou autre, et d'y protéger, d'y récompenser, d'y honorer l'invention au lieu de la soumettre à de honteuses impositions, de l'abandonner à de honteux pillages. Il importerait surtout d'y concéder cette liberté vivifiante, salutaire et féconde que nos pères surent conquérir pour leurs arts. Ainsi délivrés de la routine, des pertes de temps et d'argent; du despotisme de médiocrités souvent dirigées par l'intérêt particulier, et d'autant plus jalouses, d'autant plus injustes qu'elles sont plus incapables; de prohibitions de toute nature, en général nuisibles au progrès, ils ne tardèrent pas à prendre ce grand essor qui, de nos jours, les rend si avancés, si glorieux : la liberté, concentrant en eux tout le génie des nations, les élevait jusqu'aux sciences, tandis que l'absence de liberté réduisait la plupart des sciences à n'être que des arts.

Additions concernant la précédente note.

1

La cause donnée pour expliquer la moindre énergie, physique et morale, de l'homme des pays très-chauds est elle vraie, on doit en général rencontrer cette moindre énergie chez les animaux comme chez l'homme : c'est aussi ce que paraît montrer l'observation.

Nombreux concernant les forces physiques, les faits le sont beaucoup moins, il est vrai, concernant les forces morales ; mais il ne serait pas rationnel, ce me semble, de regarder comme exceptionnels ceux qui ont été reconnus : on en pourra juger par les exemples cités, joints à ceux qui vont suivre.

De quelque race, de quelque pays qu'ils soient, les chiens ne perdent pas seulement leur poil et leur voix dans les pays excessivement chauds, ils perdent encore leur ardeur, leur sagacité, leur intelligence remarquable, et avec elle les divers talents qui leur sont naturels dans les pays froids ou tempérés.

Dans l'espèce galline, les races asiatiques, les races cochinchinoises, les races inter-tropicales des régions peu élevées au-dessus du niveau des mers, ne sont pas remarquables seulement par le plumage rudimentaire ; elles le sont encore par l'indolence, par le peu d'intelligence. Ainsi, dans la race indoue brama-pootra comme dans la race cochinchinoise ou malaise mère, à soie noire et fauve, les poules ne montrent ni l'activité ni la persistance nécessaires pour la bonne direction, pour le bon élevage des petits. Leur coq est cocheur maladroit.

Par ces exemples, on voit combien il serait intéressant

de savoir si la race du coq nègre de l'Afrique centrale ne donne pas lieu à des observations semblables. Quoiqu'il en soit, un des naturalistes les plus distingués par l'intelligence et l'esprit philosophique, l'illustre Buffon, avait été conduit par les faits à sa connaissance à cette conclusion qui vient à l'appui de ma thèse : observés dans les différents climats, nos animaux domestiques sont en général, comme l'homme lui-même, plus forts, plus courageux dans les pays froids ou tempérés; plus faibles et plus lâches dans les pays excessivement chauds.

On le voit, d'ailleurs, engagés dans des travaux de métier concernant des détails de classification que souvent fera disparaître le moindre souffle de l'esprit philosophique, les zoologistes n'abordent plus guère ces questions ; ne sont-elles pas cependant au nombre des plus importantes que puisse traiter et résoudre un esprit élevé?

2

A notre époque, des hommes sans valeur philosophique ont osé présenter l'observation et l'expérimentation comme les seuls moyens dont la science dispose pour avancer dans les voies du progrès. Sans doute, la science nous offre des questions de telle nature, que parfois la constatation du fait brut suffit pour les résoudre sans le concours d'une haute raison, et ce ne sont pas toujours celles qui offrent le moins d'importance.

Mais quand un enseignement rationnel, complétement libre, permettra aux nations d'être assez éclairées pour avoir un public scientifique, elles sauront que l'observation, directe ou provoquée, n'arrive le plus souvent qu'à fournir une immense quantité de matériaux, dont la plupart restent sans emploi jusqu'à la venue de l'architecte capable de les mettre en œuvre pour élever l'édifice de la science. Elles sauront que tel était à beaucoup d'égards, avant moi, l'état de la chimie minérale, de la matière médicale, de la thérapeutique et de la toxicologie; que tel est encore sous plusieurs rapports, l'état de la physiologie, celui de la zoologie. Elles sauront que, d'ordinaire, la science ne commence qu'au point où finissent les travaux d'observation et d'expérimentation. Les faits observés, les faits constatés sont les matériaux dont elle se sert pour découvrir les causes des faits, les lois qui les régissent, les corrélations qui les unissent, les moyens de les prévoir, de faire apprendre avec facilité ceux qu'elle possède et de diriger dans la recherche de ceux qui restent à découvrir. Elle consiste, la vraie science, dans ce travail de l'intelligence, qui n'est pas même entrepris par la plupart des observateurs, par la plupart des expérimentateurs, et pour lequel la plupart seraient impropres. Priestley, Schèele, Berzélius et quantité d'autres peuvent servir d'exemple.

Quant à l'observation et à l'expérimentation isolées, toujours utiles, toujours nécessaires à la réunion des matériaux, elles sont toujours aussi la voie largement ouverte devant la médiocrité. Surtout quand l'art joint à chaque science expérimentale vient en aide, il lui suffit de suivre avec persévérance cette large voie pour se trouver bientôt recouverte d'une sorte de vernis scientifique, qui en impose aux nations ignorantes et à travers lequel elles croient voir la vraie science, l'esprit philosophique. Voilà comment elles sont arrivées souvent à mettre à leur tête des hommes de médiocrité, qu'on admire sur leurs titres, dont on vante d'autant plus le talent qu'ils en sont plus dépourvus; mais en réalité incapables de créer des théories puissantes, incapables parfois de les apprécier sainement, ennemis naturels de ceux qui les élèvent, impropres à diriger l'enseignement de sciences qu'eux mêmes ne connaissent pas, retardant alors leurs progrès, faisant perdre le temps et l'argent, et, en définitive, répandant surtout la routine et l'ignorance. On s'en convaincra si l'on considère combien est grand le nombre de ceux qui étudient les sciences avec ardeur, combien est petit le nombre de ceux qui les connaissent, combien est facile l'acquisition de plusieurs d'entre elles sous l'influence d'un enseignement rationnel suffisamment éclairé.

Quand aura pénétré la conviction à cet égard, on formera en quelques années plus d'hommes de science que la routine, entretenue par le monopole, n'en laissait naître dans le courant de plusieurs siècles ; les progrès des sciences et des arts qui en découlent croîtront en raison du nombre des capacités propres à l'opérer : une immense transformation des peuples aura lieu. Alors les nations le reconnaîtront avec des sentiments d'amertume et de honte : antérieurement un enseignement mal compris, mal dirigé ; des institutions scientifiques mal organisées exigeaient des sacrifices énormes pour obtenir de faibles résultats utiles : elles entraînaient une exploitation funeste des intelligences par des corporations de parasites, qui ne savaient en général se rendre remarquables que par le petit esprit, par l'admiration réciproque, l'élévation aux dépens du mérite d'autrui, le culte de l'intérêt particulier, l'injustice et la médiocrité sous les formes les plus variées.

Quant à la moralité d'un enseignement qui, pour n'être pas libre, soumet les inventeurs à quantités de pillages ; contraint les masses à perdre le temps et l'argent, apporte des obstacles considérables aux progrès des sciences et des institutions, a ceux de la civilisation, bien des choses seraient à dire. Je me bornerai ici à deux conséquences nouvelles de ces derniers travaux :

Pour conserver l'énergie nécessaire à la prospérité des nations, à leurs progrès dans les sciences, dans les arts, dans la raison des choses, les peuples des régions basses, excessivement chaudes, situées entre les tropiques, sont ceux qui ont le plus besoin de jouir d'institutions libérales et d'être complétement délivrés des entraves du monopole : il ne s'oppose pas seulement à la vulgarisation et au progrès, il engendre la routine et l'incapacité dans les dirigeants comme dans les dirigés; il est injuste à l'égard du public et des réformateurs.

Les animaux qui habitent les mêmes régions, surtout quand elles sont humides, doivent, toutes choses égales, offrir des mœurs plus douces, plus d'aptitude à la soumission, à l'apprivoisement, à la domestication que ceux de même espèce qui habitent des contrées notablement plus froides.

VII

Sur la quantité des oiseaux chanteurs particuliers aux pays excessivement chauds situés entre les tropiques, et sur la raison des choses (1).

A la puberté, chez les mâles des mammifères et des oiseaux, la respiration reçoit tout à coup un grand accroissement; à la puberté, chez eux, les organes de la voix reçoivent un grand développement. A cette époque, et dans ces deux classes, la respiration prend en général un développement moindre chez les femelles que chez les mâles; à cette époque, les organes de la voix prennent chez elles moins de développement, moins de vigueur : elles ont une voix plus faible, moins pleine, moins éclatante, et la plupart sont plus ou moins privées de la faculté de chanter, même dans les espèces où le mâle jouit de cette faculté.

Dans chaque ordre, dans chaque tribu des mammifères et des oiseaux, l'activité respiratoire augmente quand la taille diminue; on trouve aussi bien plus d'oiseaux chan-

(1) Cette note a été communiquée à l'Académie des Sciences de Belgique, le 28 août 1869.

teurs parmi ceux de petite taille que parmi ceux de grande taille.

A l'époque des amours, la respiration s'accélère chez les mammifères et les oiseaux, et leur force vitale s'exalte ; à l'époque des amours, ils font surtout entendre leur voix, elle prend plus de puissance : beaucoup d'oiseaux n'ont de voix que pendant sa durée.

La castration, chez les mâles, se comporte comme diminuant l'activité respiratoire ; la castration arrête le développement des organes vocaux chez les mâles des mammifères et des oiseaux ; elle affaiblit leur voix, et, autant que je puis en juger par les faits à ma connaissance, elle prive ces derniers de la faculté de chanter ou leur donne une voix enrouée.

Dans les deux classes d'animaux à température constante, il existe donc un rapport bien manifeste entre l'activité respiratoire et le développement des organes de la voix. Le rapport est tout naturel, quant à l'énergie musculaire, il l'est aussi quant à la structure de l'organe vocal, car en général c'est le degré d'activité respiratoire qui régit le degré d'organisation dans l'ensemble des animaux. Pour ce qui est de la voix, nulle part la relation n'est plus intime, plus impérieuse que chez les oiseaux.

On vient de le voir, en effet, chez eux le chant, la structure et la vigueur propres à sa manifestation, exigent tant de puissance respiratoire, tant d'activité vitale que la plupart des femelles n'arrivent pas à la posséder ; que les mâles châtrés ne la réalisent plus ou la réalisent mal, et que, même chez les mâles non mutilés, elle a besoin habituellement de l'excitation des amours pour s'effectuer dans toute sa plénitude si l'oiseau est dans ses conditions naturelles.

Or, on le sait, la puissance respiratoire reste moindre dans les pays très-chauds et humides que dans les pays froids ou tempérés ; la différence suffit pour entraîner des différences très-notables dans la vigueur des mammifères, parfois dans la voix de l'homme, pour priver le chien de la faculté d'aboyer, pour lui enlever la voix dans certaines conditions, et pour réduire un grand nombre de mâles d'animaux domestiques à n'avoir guère que l'activité vitale, la force et l'énergie des mâles châtrés de leur espèce qui habitent les pays froids ou tempérés.

S'il en était de même pour les oiseaux, et les faits concourent avec l'analogie à faire croire qu'il en est de même en effet, l'activité vitale, l'énergie musculaire, le développement, la puissance des organes de la voix pourraient donc, chez beaucoup de mâles des pays très-chauds et humides, atteindre seulement le degré où on les observe soit chez les femelles, soit chez les mâles châtrés des mêmes espèces ou d'espèces analogues des pays froids ou tempérés. Beaucoup de mâles, par conséquent, correspondraient, pour la faculté de chanter, aux femelles ou aux mâles châtrés de ces pays.

Que montre l'observation : d'après les faits qui me sont connus, on rencontrerait, en effet, beaucoup moins d'oiseaux chanteurs, agréablement chanteurs, chanteurs mélodieux et puissants, dans les pays excessivement chauds, et surtout dans les pays excessivement chauds et humides, que dans les pays tempérés. Souvent même dans ces pays très-chauds, comme l'avait déjà observé l'immortel Buffon, leur voix rappelle d'une manière frappante celle des oiseaux châtrés.

Si donc je suis convenablement éclairé, quant aux faits relatifs à la voix et au chant des oiseaux dans les climats très-chauds, les choses seraient, dans la question actuelle, comme si la diminution de puissance respiratoire était réellement la cause première, la cause primitivement déterminante, et l'on aurait l'explication d'un fait général intéressant auquel jusqu'ici l'on n'avait rien compris.

Vient-on à contester le fait principal, au moins la présente note aura-t-elle eu pour résultat de faire élucider la question; de conduire à mieux étudier les modifications subies par la voix dans les climats excessivement chauds, de fournir en outre une explication rationnelle des nombreuses particularités qui la concernent à l'égard du chien et de quantité d'autres animaux : ces considérations m'ont porté à donner cette note telle qu'elle est maintenant (1).

VIII

Sur les moyens de prévoir la grandeur comparée des mâles et des femelles chez les vertébrés, les insectes, les arachnides, les crustacés, et sans doute chez les animaux des autres classes (2).

D'après l'une de mes généralisations, plus est grande l'activité respiratoire dans chaque ordre et surtout dans chaque tribu, plus aussi la taille est en général petite. Comme plus est grande l'activité respiratoire plus est grande la consommation alimentaire, plus son détritus minéral est abondant, j'ai admis, on le sait, que chez les animaux l'incrustation plus rapide est la principale cause pour laquelle la taille diminue en général quand l'activité respiratoire augmente (3).

Quoi qu'il en soit de l'interprétation, le fait général n'en subsiste pas moins, n'en conserve pas moins de l'importance par les corrélations qui en résultent, par les moyens de prévision qu'il introduit. Ce qui a été dit, dans un précédent Mémoire, concernant l'influence des sexes sur la res-

(1) Pour ne pas interrompre la publication actuelle, la nouvelle série de travaux où je me trouve engagé sera continuée à la fin de l'ouvrage, si les circonstances le permettent.

(2) Ce Mémoire a été adressé à l'Académie des sciences de Belgique et à celle de Madrid, le 29 novembre 1869.

(3) Voir ma brochure sur les *Causes de la vieillesse*, etc.; Paris, chez J.-B. Baillière.

piration (1), conduit encore à des applications nouvelles, portant à de nouveaux moyens de prévision pour la zoologie.

En effet, d'après ce qu'on a vu, l'activité respiratoire est d'ordinaire plus grande chez les mâles que chez les femelles; il serait donc tout simple que la taille fût d'ordinaire moindre chez les premiers, quand une cause particulière ne viendrait pas changer le résultat habituel de l'influence respiratoire. C'est précisément ce que va montrer l'examen, non pas d'une classe d'animaux, mais celui des principales classes.

Dans les *invertébrés*, la taille du mâle plus petite que celle de la femelle est le fait général : voilà ce qui a lieu pour les insectes, pour les arachnides, les crustacés et les helminthes à sexes séparés. Chez les arachnides, la différence est même si grande que souvent les espèces semblent différentes quand les sexes seulement diffèrent.

Dans les *vertébrés à température variable*, la taille plus petite chez le mâle que chez la femelle est encore le fait général. Chez les reptiles, il est remarquable surtout dans l'ordre des tortues. Chez les poissons, il est remarquable particulièrement dans les espèces féroces et dans tous les squales.

Ainsi, la taille plus grande chez la femelle que chez le mâle est réellement le fait général dans toute la série des animaux, vertébrés ou invertébrés, dont la température est variable ou dits à sang froid; par suite, chez tous ceux dont l'accroissement est illimité (2), et même dans une classe où il est limité, celle des insectes.

Le rapport change seulement chez les *vertébrés à température constante :* c'est par exception que la taille des

(1) Voir mes *Travaux de réforme dans les sciences médicales et naturelles*, p. 90.

(2) Même ouvrage, p. 13.

femelles y devient supérieure à celle des mâles; mais l'exception reste assez étendue en ce qui concerne les oiseaux.

Chez les mammifères, en effet, la femelle, au lieu d'avoir une taille plus grande que le mâle, en a presque toujours une plus petite ou tout au plus égale.

Parmi les oiseaux, il en est de même pour les passereaux, pour les gallinacés, les grimpeurs et les palmipèdes, surtout les lamellirostres. Mais chez les rapaces et une famille d'échassiers les genres *tringa* (bécasseaux), *calidris* (maubèches), *scolopax* (bécasses), *totanus* (chevaliers); la femelle redevient, comme dans l'ensemble des cas, habituellement plus grande que le mâle. La différence, on le sait, est très-prononcée chez les rapaces, à ce point que le mâle a été nommé *tiercelet* parce que, dans les grandes espèces, sa taille est d'un tiers environ inférieure à celle de la femelle.

Les vertébrés à température constante forment deux classes seulement; ces deux classes comprennent un ordre entier et plusieurs genres où la grandeur relative des mâles et des femelles suit la même règle que chez les animaux à température variable; la taille comparée des sexes est donc bien, en général, plus grande chez la femelle que chez le mâle, conformément à la règle qui la régit dans l'ensemble des animaux, abstraction faite des sexes.

Quelle est la cause de l'exception apportée par la presque totalité des mammifères et par la majeure partie des oiseaux, quant à la grandeur comparée des mâles et des femelles?

Relativement au développement de la taille, l'observation a reconnu l'influence des trois causes suivantes: 1° toutes choses égales, il est en rapport avec l'abondance de l'alimentation; 2° les femmes et les femelles des animaux domestiques, dont on laisse effectuer la gestation dès qu'elles sont en état de concevoir, n'acquièrent pas la taille qu'elles auraient pu avoir; 3° les femmes des pays modérements froids, qui atteignent la puberté plus tard que celles de même race des pays chauds, atteignent aussi une taille plus grande. Les pertes sanguines, pour l'espèce humaine; la gestation et l'allaitement trop précoces, dans les autres espèces, se présentent dès lors tout naturellement comme les causes générales qui, chez les mammifères, rendent la taille de la femelle plus petite que celle du mâle.

D'après cela, les cas peu nombreux où, dans la classe des mammifères, la femelle, au lieu d'être plus petite que le mâle, devient soit de taille égale, soit de taille plus grande, doivent être de ceux où la puberté est très-tardive et où les gestations sont rares. C'est, en effet, ce qui paraît vrai; car les mammifères qui ont attiré l'attention à cet égard sont: les fourmilliers, animaux lents et peu féconds; les rennes, animaux des pays très-froids et aussi de fécondité faible; et les baleines, animaux établissant le passage à la grande classe des êtres à sang froid, et souvent considérés eux-mêmes comme ayant un accroissement sans limites, à la manière des animaux de cette classe, sauf les insectes.

Si le défaut de matière alimentaire provenant des causes indiquées explique convenablement l'anomalie relative aux mammifères, une cause analogue pourra être invoquée pour expliquer celle qu'on rencontre dans la classe des oiseaux; elle devra offrir alors une influence moindre, car la ponte est moins épuisante pour les mères que la gestation suivie d'un allaitement; cette influence sera d'autant plus faible que la puberté sera plus tardive et la fécondité moins prononcée. L'observation a montré qu'il en est ainsi habituellement: c'est dans les passereaux, dans les gallinacés, dans les palmipèdes lamellirostres, animaux très-féconds, que nous voyons surtout la femelle devenir plus petite que le mâle. C'est dans les rapaces, animaux à vol élevé, à vol et habitation en lieux froids, à fécondité très-faible, et dans quelques genres d'échassiers, aussi à fécondité faible, que la taille de la femelle, devenant au contraire supérieure à celle du mâle, manifeste chez les oiseaux un cause générale d'exception n'ayant plus, en effet, l'importance de celle qui agit chez les mammifères.

Trouve-t-on encore quelques singularités, on pourra recourir subsidiairement à cette considération : si l'on en juge par les différences du plumage chez le mâle et chez la femelle, il est des cas où leur activité respiratoire doit offrir des différences très-marquées, et d'autres où elles semblent très-faibles. Ne sera-t-il pas naturel, dans ces derniers cas, que l'activité respiratoire se borne à donner au mâle monogame une vigueur seulement un peu plus grande, dont il profitera dans le jeune âge, pour se procurer une alimentation plus abondante, et par là une taille un peu plus forte ?

Il ne faut pas l'oublier d'ailleurs, la femelle, dans les animaux mammifères, en général un peu plus précoce que le mâle, doit être particulièrement influencée, quant à la taille, par les résultats de la puberté.

Par ces généralisations, par ces explications, ai-je fait avancer la question relative aux causes qui déterminent les différences de taille suivant les sexes dans l'ensemble des animaux et aux moyens de prévoir ce qui est réellement ? On est autorisé à le croire, ce me semble, quand on voit : d'une part, une immense quantité de faits isolés, tantôt dans un sens, tantôt dans un autre, et tous sans raison connue ; d'autre part, la prévision des faits généraux devenue facile ; la règle n'être que la conséquence d'une autre plus étendue qui fait prévoir la taille comparée dans l'ensemble des animaux quel que soit le sexe ; enfin, la cause des exceptions, rationnelle par elle-même, faire prévoir et ces exceptions, et les particularités qui les concernent, et les écarts qu'elles peuvent offrir. Une science plus avancée aurait donc permis de résoudre, d'une manière utile, une question abordée par l'esprit philosophique de l'illustre Buffon, mais où lui-même déclare avoir échoué.

Plusieurs causes n'ont pas laissé voir combien il importe de constater expérimentalement les différences tranchées d'activité respiratoire qui doivent souvent exister entre les animaux d'une même classe. Chaque classe offre ses types et ses animaux de transition ; chez ces derniers, abstraction faite de l'influence de la taille, l'activité respiratoire doit être modifiée de façon à les rapprocher de ce qui a lieu dans la classe nouvelle à laquelle les individus et les groupes établissent le passage. Je ne parlerai pas de l'influence, dans chaque classe, des milieux terrestre ou aquatique, d'eau douce ou d'eau de mer ; j'ai montré ailleurs en quoi consiste leur manière d'agir (1). Les études auxquelles je me livre maintenant feront comprendre sans doute à quel point il est intéressant de combler les lacunes qui restent encore. Le degré de puissance respiratoire est un caractère fondamental, entraînant la coexistence d'une multitude d'autres caractères (1) ; qu'on le fasse connaître d'abord, et l'on aura augmenté, dans une large mesure, la puissance des moyens de prévision.

Ce qui est vrai pour la zoologie est vrai aussi pour la botanique. Vivant dans des milieux très-différents, sous des températures et à des altitudes très-différentes, les végétaux doivent avoir une activité respiratoire très-différente. Pour eux comme pour les animaux, on est conduit à la même conséquence par l'apparition à des époques géologiques successives, et correspondant à des époques successives où l'atmosphère devait être plus ou moins abondante en oxygène ; néanmoins, au point de vue expé-

(1) Voir ma brochure sur *la vieillesse et le développement de la taille*, p. 17 et 15.

rimental, tout reste à faire. Ces recherches nouvelles entraient dans le plan de celui qui avait senti, qui avait prouvé, qui avait fait sentir à tout homme de science du plus simple bon sens que la respiration des végétaux consiste, comme celle des animaux, en une combustion lente opérée par l'oxygène humide, et que chez eux, comme chez les animaux, l'activité de la vie se tient en rapport avec l'activité de la combustion respiratoire (1). Mais il fallait rendre justice à cet inventeur étranger aux coteries, qui, sans avoir besoin de nouveaux faits, avait su découvrir et rendre évident le vrai caractère de la respiration dans une moitié des êtres organisés. Il fallait que des hommes puissants, qui n'avaient su rien comprendre, même quand ils avaient été mis sur la voie par l'intelligent Dutrochet, eussent au moins la consolation de voiler leur erreur aux yeux du public, en lui présentant les choses comme si une solution définitive n'avait pas été donnée, parce que de nouvelles expériences auraient été nécessaires. Il fallait ménager l'amour propre de savants qui, par suite d'une mauvaise instruction obligatoire, n'avaient pas compris le mode d'action de l'oxygène sur les matières organisées mortes, et avaient été conduits, par ce défaut de connaissances, à ne pas voir que la respiration des animaux consiste essentiellement et nécessairement en une combustion lente exercée par ce gaz, puis à élever ridiculement une théorie stérile. Il fallait songer à ces hommes qui n'avaient pas craint d'accepter, d'encourager, de répandre ou de récompenser cette prétendue théorie, propre à faire abandonner les voies de la vérité pour empêcher de comprendre et de prévoir. Il fallait enfin abaisser celui par le fait duquel il n'aurait plus été possible de se présenter comme

(1) Voir ma brochure *sur le rôle de l'oxygène dans la respiration et dans la vie des végétaux*, etc. Paris, 1852.

ayant concouru à réhabiliter l'ancienne théorie de la respiration des animaux, quand il l'avait rendue définitivement nécessaire par la vérité des conséquences, d'une importance fondamentale quant à la toxicologie, quant à la matière médicale, à l'hygiène, à la physiologie, à la thérapeutique, qu'il en avait déduites, après l'avoir rattachée à celle de la putréfaction modifiée ; c'est-à-dire par les conséquences qu'il avait déduites de la combustion lente que les lois de la chimie montrent exercée sur les matières organisées humides, aux températures et dans les conditions ordinaires, après et pendant la vie. Il arriva donc ce qui arrive habituellement en pareille circonstance : au lieu d'accorder à l'auteur l'honneur qui lui était dû pour avoir apporté la raison de chaque chose et la certitude dans l'une des plus importantes théories de l'histoire naturelle, de manière à forcer son adoption, il fut indignement spolié, et autant que possible réduit à l'impuissance. Puissent les hommes de bien se liguer à leur tour contre l'injustice, déjouer ses honteuses machinations, faire triompher la vérité, et s'inscrire honorablement parmi les protecteurs des sciences et de l'invention !

IX

Addition concernant le mode d'action des anesthésiques.

Dans une leçon faite récemment au collége de France, un habile expérimentateur, M Claude Bernard, a eu l'intention de gratifier le public d'une nouvelle *théorie de l'anesthésie : d'une théorie physiologique.* Trop de personnes ont la simplicité de croire sur parole, sans se donner la peine de peser les raisons, de comparer les travaux, pour qu'une doctrine contraire à la mienne, professée au Collége de France, ne laissât pas une impression défavorable si les attaques indirectes qu'elle renferme contre ma théorie restaient sans réponse.

« Pour établir la théorie physiologique de l'anesthésie, dit M. Claude Bernard, il ne suffit pas de classer les innombrables observations qui ont été recueillies pour tirer de leur comparaison quelques formules plus ou moins générales, mais *il faut attaquer le problème lui-même dans sa cause, et se demander la raison des faits qu'on observe.* »

Après un tel début, nous pouvons, certes, poser au moins cette question principale : *les anesthésiques produisent-ils leur effet par une action directe sur le système nerveux?* Leur connaît-on sur ce système une action directe qui puisse expliquer les effets produits, ou bien, comme je l'ai admis, s'opposent-ils à l'action de l'oxygène sur le sang, et ce fluide, ainsi privé de son pouvoir vivifiant, est-il l'agent qui paralyse le pouvoir des centres nerveux ?

La réponse n'embarrasse pas M. Claude Bernard. La voici dans toute sa profondeur : « Depuis longtemps la simple observation des faits bruts les plus ordinaires a montré que les anesthésiqnes agissent sur le système nerveux. » Et c'est tout.

Ainsi donc, sans se donner la peine de considérer que les anesthésiques opèrent sur les végétaux comme sur les animaux; sans pouvoir leur découvrir sur la substance nerveuse aucune action directe propre à rendre compte des effets produits sous leur influence, venir néanmoins admettre carrément qu'ils agissent d'une manière directe sur cette substance, c'est, pour M. Bernard, le prouver d'une manière péremptoire! Les sciences et la philosophie ne sont-elles pas, en effet, remplies de ces sortes de preuves? Plus la chose est absurde, plus on crie haut qu'elle est évidente, et souvent le tour réussit. La plus sotte multitude finit par acquiescer, le nombre des adhérents augmente, et plus il augmente plus la croyance s'affermit. Pour l'honneur du siècle, ne serait-il pas temps que les hommes de science cessassent de recourir à ces sortes de moyens, qui ne sont en réalité que des preuves d'impuissance ?

L'anesthésie est elle une sorte d'asphyxie? Non, suivant l'habile expérimentateur. Et pourquoi non? Parce que, d'après ses observations, jointes à celles d'autres observateurs, le sang des animaux convenablement anesthésiés peut conserver sa couleur rutilante; parce que, d'après l'expérience d'un autre habile expérimentateur, M. Paul Bert, leur sang artériel contient de l'oxygène; parce que cet état de choses serait inconciliable avec l'idée d'une asphyxie.

Ainsi, voilà un savant auquel depuis vingt ans on a dit : Si l'action de l'oxygène sur le sang est suspendue par les anesthésiques, l'effet asphyxiant n'est-il pas le même que si la proportion de ce gaz était insuffisante ? N'est-il pas rationnel d'admettre cette suspension quand mes travaux la montrent produite sur les matières animales mortes ; quand une suspension dans le pouvoir comburant de l'oxygène est opérée, à l'égard du phosphore, et probablement de l'hydrogène phosphoré, précisément par les vapeurs d'un bon nombre d'agents qui se trouvent être anesthésiques (1); quand les phénomènes se produisent, en un grand nombre de cas, comme si elle avait lieu dans plusieurs fermenta-

(1) On a récemment annoncé, comme une grande découverte, que l'essence de térébenthine offre des avantages dans l'empoisonnement par le phosphore. On le voit par ce qui précède, la découverte n'a rien de bien merveilleux, et quand on n'aura pas d'essence sous la main, il sera facile de remplacer cette huile par quantité d'autres agents probablement tout aussi convenables. Tels seraient : les essences de menthe, de citron de naphte ; les vapeurs de goudron, de benzine, le kréosote, d'éther, etc. Du moins, toutes ces vapeurs répandues aux températures ordinaires dans un air clos, y paralysent promptement l'action de l'oxygène sur le phosphore, et il est prouvé que, même dans le sang, l'éther opère ce résultat d'une manière remarquable sur les vapeurs de ce métalloïde.

tions ; quand, enfin, cette manière de voir fait prévoir quels sont les anesthésiques, et les phénomènes de l'anesthésie, et quantité de propriétés physiologiques, toxiques et thérapeutiques, tandis que l'autre manière, outre qu'elle reste sans principe rationnel, empêche de comprendre et de prévoir ?

Parle-t-il sérieusement l'homme de science auquel on a dit tout cela, qui a dû longtemps réfléchir sur tout cela, et qui néanmoins vient publiquement déclarer ne pouvoir comprendre l'asphyxie sous l'influence des anesthésiques, attendu que le sang peut alors retenir suffisamment d'oxygène et se maintenir rutilant ? Le savant chargé d'un enseignement officiel, qui expose comme on vient de le voir une question importante, a-t-il pour but de faire connaître, autant que possible, la vérité sur le sujet qu'il traite, ou de répandre l'erreur ? Est-il propre, sinon à découvrir, au moins à savoir apprécier ces moyens de prévision puissants sans lesquels on n'est jamais un habile professeur de sciences ? Est-il toujours bien impartial dans les questions où ses titres l'appellent à porter un jugement ?

Dans un quatrième article, qui n'était pas publié lorsque j'ai fait la réfutation précédente, M. Claude Bernard voulant porter un grand coup, un coup décisif, ajoute la considération suivante : « Le sang chloroformé a perdu ses propriétés nutritives et excitatrices normales sur les centres sensitifs. En ce qui concerne ces éléments, c'est donc absolument la même chose que s'ils ne recevaient pas du tout le contact du sang. » A qui espère-t-on en imposer par une telle explication ? La difficulté consiste-t-elle donc à découvrir que le sang *chloroformé* a perdu son pouvoir excitateur ? Nullement : chacun a vu cela dès le début. Elle consiste, la difficulté, à trouver pourquoi, sous l'influence des anesthésiques, le sang a perdu son pouvoir excitateur.

Les phénomènes de l'asphyxie le prouvent, le sang doit à l'action de l'oxygène le pouvoir excitateur dont il est question. Et comme les vapeurs anesthésiques s'opposent plus ou moins à l'introduction de ce gaz, on avait cru d'abord pouvoir attribuer l'anesthésie à une simple asphyxie.

Plus tard, j'ai vu qu'en réalité l'oxygène ne faisait pas suffisamment défaut pour qu'il y eut asphyxie ordinaire, mais que le résultat pouvait être rendu le même par l'effet d'un nouveau mode d'asphyxie dont la découverte m'est due : l'asphyxie par suspension de l'action de l'oxygène sur le sang ou du moins sur ses globules (1). Dans ma brochure sur les anesthésiques, on lit à ce sujet :

« Dans l'anesthésie, comme dans l'asphyxie ordinaire, la combustion est réduite au point de ne pouvoir entretenir l'activité du mécanisme ; la cause seule est différente. Dans l'asphyxie ordinaire, c'est le gaz comburant qui manque à la combustion nullement entravée par ailleurs. Dans l'anesthésie bien conduite, c'est la faculté d'exercer la combustion qui manque au gaz comburant resté pour une grande part en présence du combustible, mais neutralisé par la substance anesthésique, et toujours prêt à ranimer la combustion et la vie dès que la volatilisation de cette substance lui rendra sa libre action. »

Je l'ai montré, l'explication reposant sur ce nouveau mode d'asphyxie est appuyée sur l'analogie et sur une propriété réelle des anesthésiques à l'égard du sang et des matières animales ; elle est justifiée par l'ensemble des faits, elle permet de les prévoir et conduit toujours avec sûreté à la découverte de nouveaux anesthésiques. N'était-ce donc pas assez ?

J'avais ajouté néanmoins :

« Certains liquides insolubles, l'essence de térébenthine,

(1) Voir précédemment la note sur le mode d'action des anesthésiques, page 71.

les éthers, etc., au lieu de se former en gouttes au contact de l'eau ou de se mêler avec elle, s'étendent avec une extrême rapidité à la surface et peuvent la recouvrir d'une couche excessivement mince. Un agent insoluble, mauvais conducteur, convenablement fluide, convenablement volatil, qui, passé dans la circulation, envelopperait le sang d'une couche excessivement mince, ou s'opposerait à la transmission de cette chaleur, de ce fluide électrique né de la combustion et nécessaire à l'entretien de l'action nerveuse, ou émousserait sur le système nerveux l'action stimulante du sang, et par cela même serait anesthésique. Dans certains cas, deux modes d'action pourraient donc concourir à l'anesthésie : la diminution de contact du sang ou la non-transmission du stimulus, et l'état de combustion ralentie de ce fluide. En tous cas, l'action primitive serait encore exercée sur le sang, et c'est toujours ce fluide plus ou moins privé d'excitabilité qui n'entretiendrait plus l'action nerveuse. »

On le voit maintenant, même dans cette nouvelle voie, on ne m'a pas dépassé ; on est allé moins loin, car on n'a rien expliqué.

A quoi donc se réduit la *théorie physiologique* de l'anesthésie, sa théorie académique ? Elle se réduit à une telle solution de la question principale, que je désire laisser au lecteur le soin de la caractériser : l'*anesthésie* n'est pas une asphyxie parce que le sang peut rester rouge et retenir suffisamment d'oxygène ; elle consiste uniquement en une action mystérieuse, mais directe, de l'agent anesthésique sur le système nerveux.

Qu'on y réfléchisse : les théories, les anomalies de cette nature persisteront dans l'ordre scientifique partout où l'on concentrera l'enseignement, le pouvoir, les honneurs, l'autorité entre les mains de coteries d'admiration mutuelle, souvent incapables, souvent jalouses, souvent injustes, ne reculant devant aucune absurdité dans les principes; ne craignant pas de répandre l'erreur et la stérilité dans les théories; ne sachant en général prendre l'initiative d'aucun progrès philosophique, d'aucun progrès théorique; voulant néanmoins que tout progrès soit considéré comme venant d'elles ou de leur impulsion, et auxquelles il suffit de s'entendre pour accroître leur considération en entretenant l'ignorance et dépouillant les inventeurs.

BIBLIOTHEQUE NATIONALE DE FRANCE

www.ingramcontent.com/pod-product-compliance
Ingram Content Group UK Ltd.
Pitfield, Milton Keynes, MK11 3LW, UK
UKHW021058200726
13857UKWH00003B/995